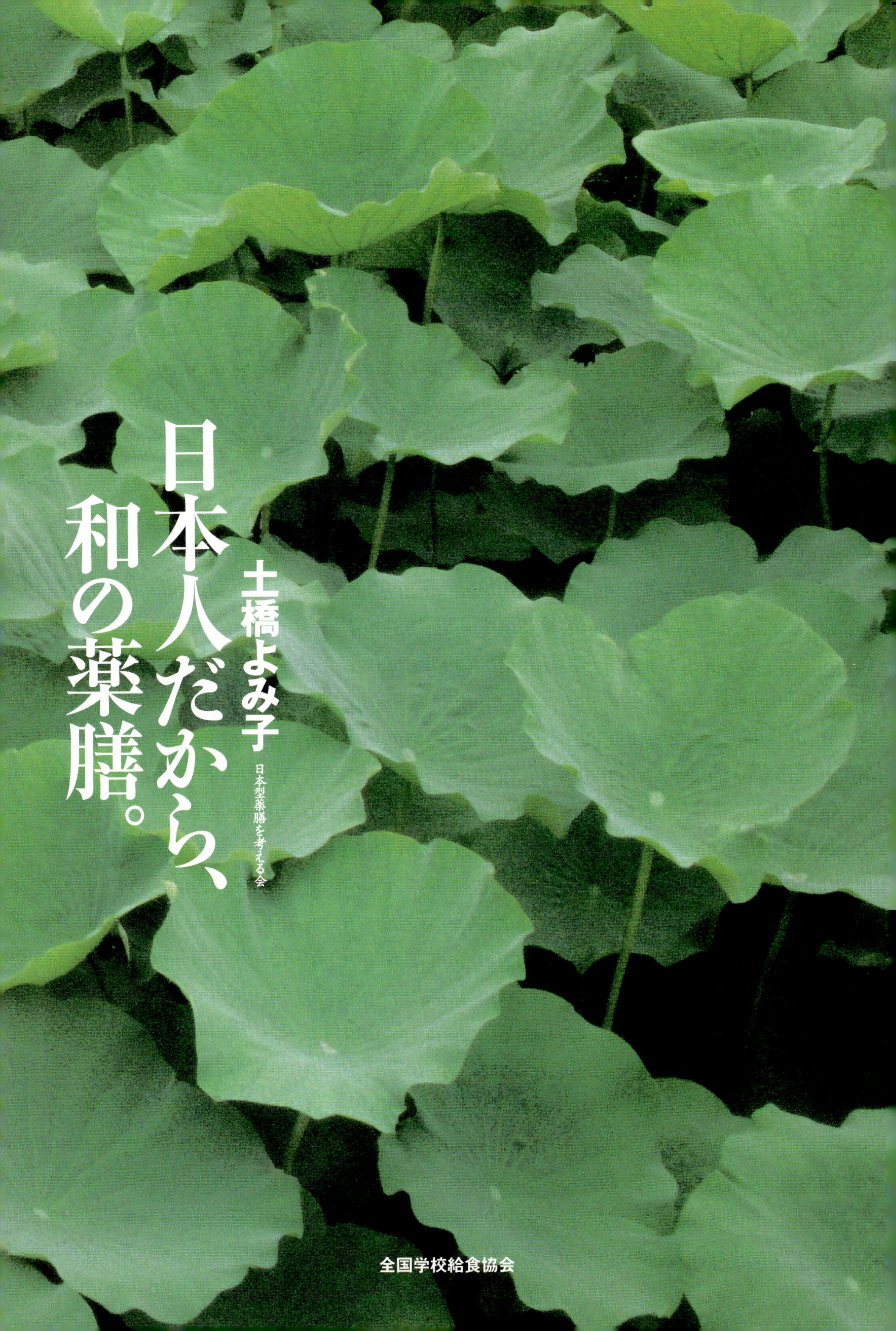

日本人だから、和の薬膳。

土橋よみ子
日本型薬膳を考える会

全国学校給食協会

もくじ

日本人だから、和の薬膳。

CONTENTS

季節に合わせたからだづくりに。

春のくしゃみや鼻水、夏の食欲不振。湿気の強い梅雨を加えて一年を五つの季節に分け、それぞれに備えたからだづくりをすれば、春夏秋冬、梅雨も快適に。

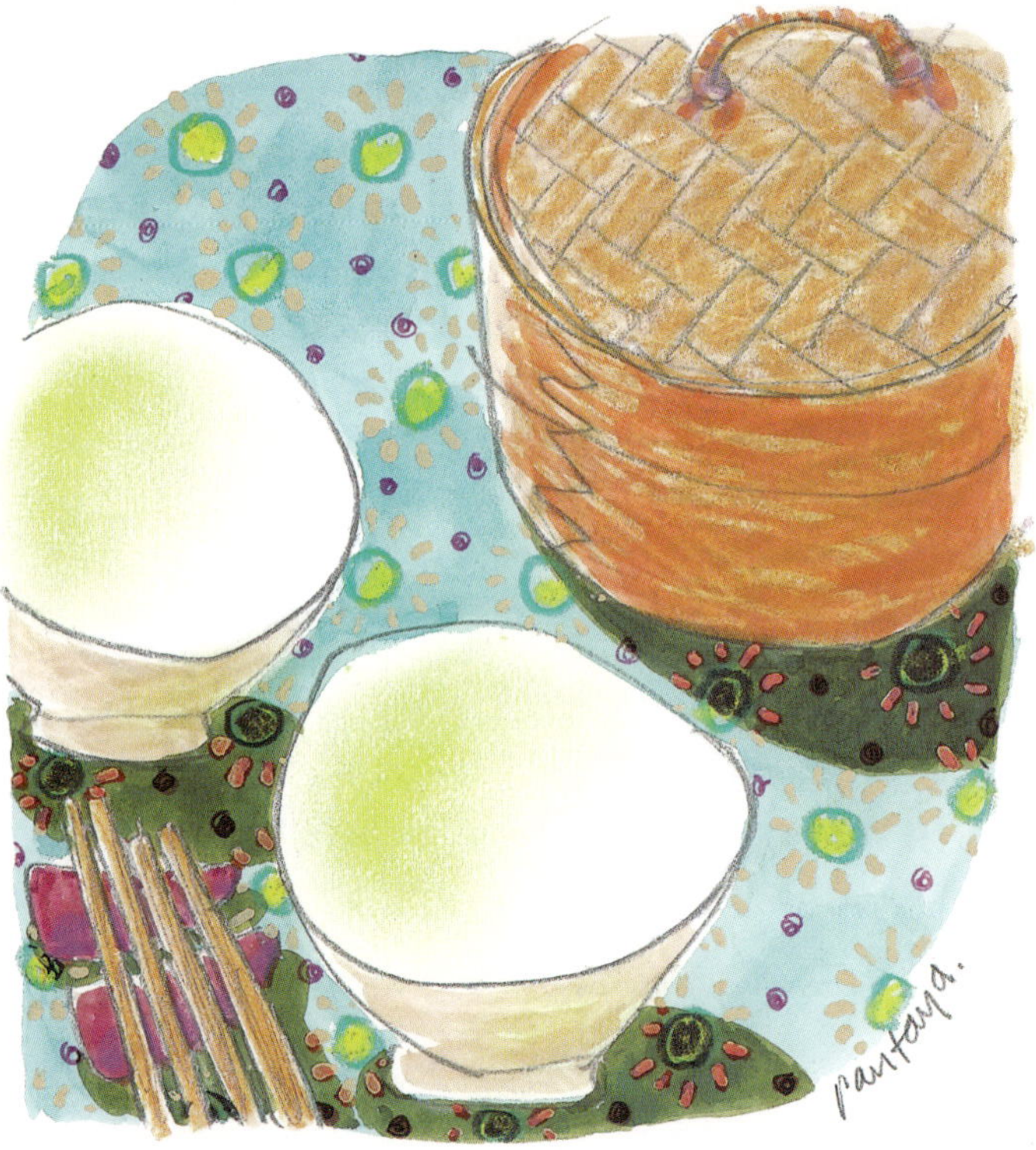

季節に合わせてバランスをとる

人間も他の動植物と同じように大自然の中に生き、その影響を受けています。

自然は絶えず変化し、からだもその変化に合わせてバランスを保っています。

気・血・水のバランスがよく、からだに抵抗力が充分にあれば、気候の変化に適応していくことができます。しかし、元気が不足していると気候の変化についていくことができず体調を崩してしまいます（詳しくは84ページ「六淫《ろくいん》」を参考に）。

季節にとれる旬の食べものには、からだをその季節に適応させるためのパワーがあります（表1）。

春

春一番が吹くと、それからはどんどん暖かくなってきます。そう、春は「風」の季節。身も心もウキウキする季節ですが、元気不足の人は「風邪《ふうじゃ》」を受けやすくなります。

五臓のうち自律神経系と関係のある「肝」のトラブルが多いとき。外界の風の影響を受け、肝気は上昇しすぎることもあります（内風）。

梅雨

梅の実が熟す頃、雨がたくさん降ります。この季節は「湿」が盛んになるとき。水分代謝の悪い体質の人は、からだの中に水をため込みがちになります。

五臓のうち消化吸収系である「脾《ひ》」に負担のかかるときです。

表1——季節薬膳のポイント

季節	春	梅雨	夏	秋	冬
六淫	風	湿	暑・火	燥	寒
主な症状	▶めまい ▶頭痛 ▶イライラ ▶鼻水・鼻づまり ▶のどの痛み	▶胃もたれ ▶からだが重い ▶下痢 ▶食中毒	▶のどの渇き ▶汗をかく ▶食欲不振 ▶夏ばて ▶皮膚湿疹	▶皮膚や粘膜の乾燥 ▶髪のパサつき ▶カラ咳 ▶鼻出血 ▶腸燥便秘	▶冷え ▶腰痛 ▶生理痛 ▶関節痛 ▶感冒 ▶頻尿
関係する臓	肝・肺	脾	心	肺	腎
薬膳の方針	**平肝・養血** ▶肝の働きを整える **疏風《そふう》・発汗** ▶かぜの予防	**健脾・利湿・利尿** ▶胃腸の働きをよくし、水分の代謝をよくする	**清熱・解暑** ▶からだの余分な熱をとる **補気・生津** ▶水分と気を補って、体力をつける	**滋陰・潤燥** ▶からだを潤す **潤肺・止咳・通便** ▶咳を止め、便通をよくする	**補気・補陽** ▶からだを温め気血の巡りをよくする **補腎** ▶腎の働きをよくする **散寒** ▶寒邪を散らす
意識してとりたい食物	**平肝** セロリ 春菊 菊花 **養血** ほうれん草 金針菜(きんしんさい) 黒きくらげ 黒ごま 枸杞(くこ) アカガイ アサリ カキ イカ **疏風・発汗** ねぎ しょうが しそ 菊花 豆鼓(とうち) ミント	**健脾・利湿** はと麦 そらまめ えんどうまめ 大豆 とうもろこし にんじん コイ **利尿・利湿** あずき 金針菜 アスパラガス アサリ シジミ ハマグリ のり わかめ 昆布	**清熱・解暑** 緑豆(りょくとう) あずき すいか メロン 冬瓜 苦瓜(にがうり) なす きゅうり **補気・生津** 豚肉 梅干し トマト 豆腐 梨	**滋陰・潤燥** 白きくらげ 黒きくらげ 松の実 白ごま 黒ごま 豚肉 鶏卵 **潤肺・止咳・通便** 百合根 羅漢果(らかんか) くるみ 落花生 バナナ 梨 はちみつ	**補気・補陽** もち米 山芋 かぼちゃ かぶ ピーマン 鶏肉 牛肉 **補腎** にら マトン 栗 くるみ エビ **散寒** 唐辛子 肉桂(にっけい)

※季節と六淫の詳しい解説は84ページ

夏

盛夏、自然界の陽気がもっとも盛んになる「暑」の季節。「暑邪」はたくさんの汗をかかせますが、汗と一緒に気も消耗すると夏ばてを起こします。

循環器系である「心《しん》」に負担がかかるときです。

秋

天高く収穫の秋。晴れの日が多く、大気は乾燥して「燥邪」が盛んになるとき。

からだのいちばん上にあって、デリケートな臓といわれる「肺」に負担のかかるときです。

冬

一年中でいちばん寒いこの季節は「寒」の盛んになるとき。「寒邪」はからだを冷やし、気血の巡りを停滞させます。

水液代謝や内分泌系にかかわる「腎」に負担がかかるときです。

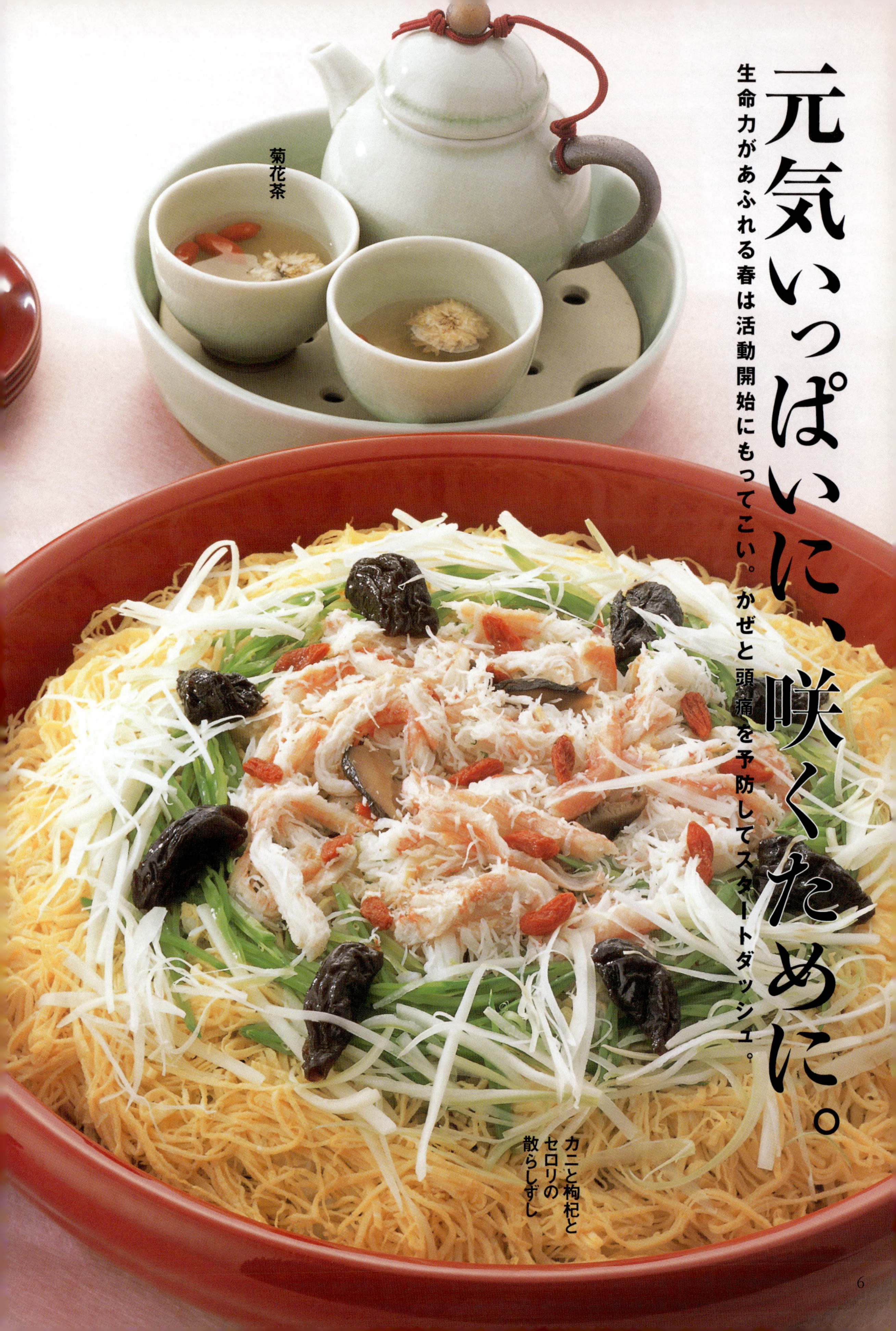

元気いっぱいに、咲くために。

生命力があふれる春は活動開始にもってこい。かぜと頭痛を予防してスタートダッシュ。

菊花茶

カニと枸杞とセロリの散らしずし

春

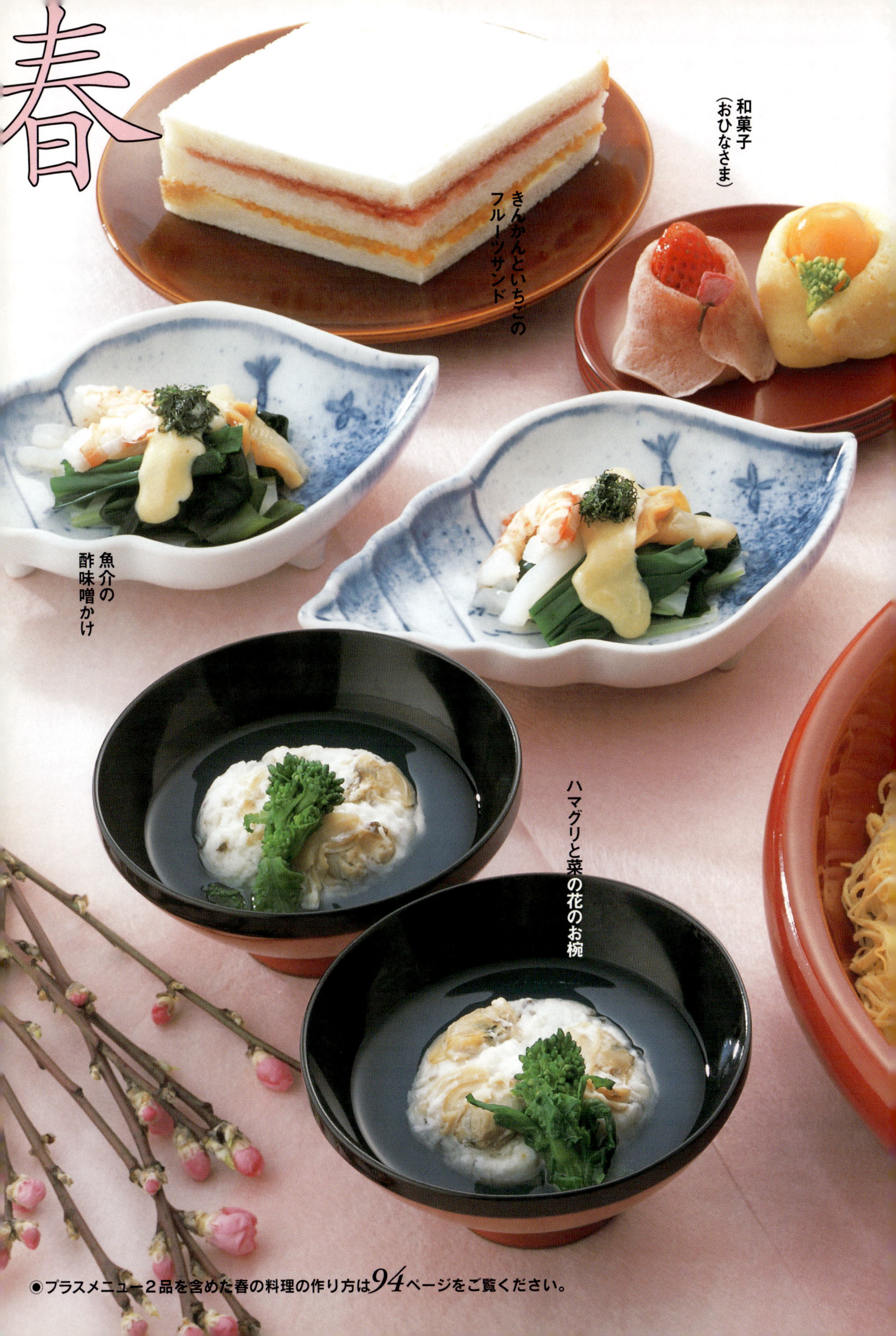

和菓子（おひなさま）

きんかんといちごのフルーツサンド

魚介の酢味噌かけ

ハマグリと菜の花のお椀

◉プラスメニュー２品を含めた春の料理の作り方は94ページをご覧ください。

からだもすっきり、雨あがり。

余分な水分を追い出せば、からだも心も軽やかに。胃腸をサポートして消化吸収力をアップ。

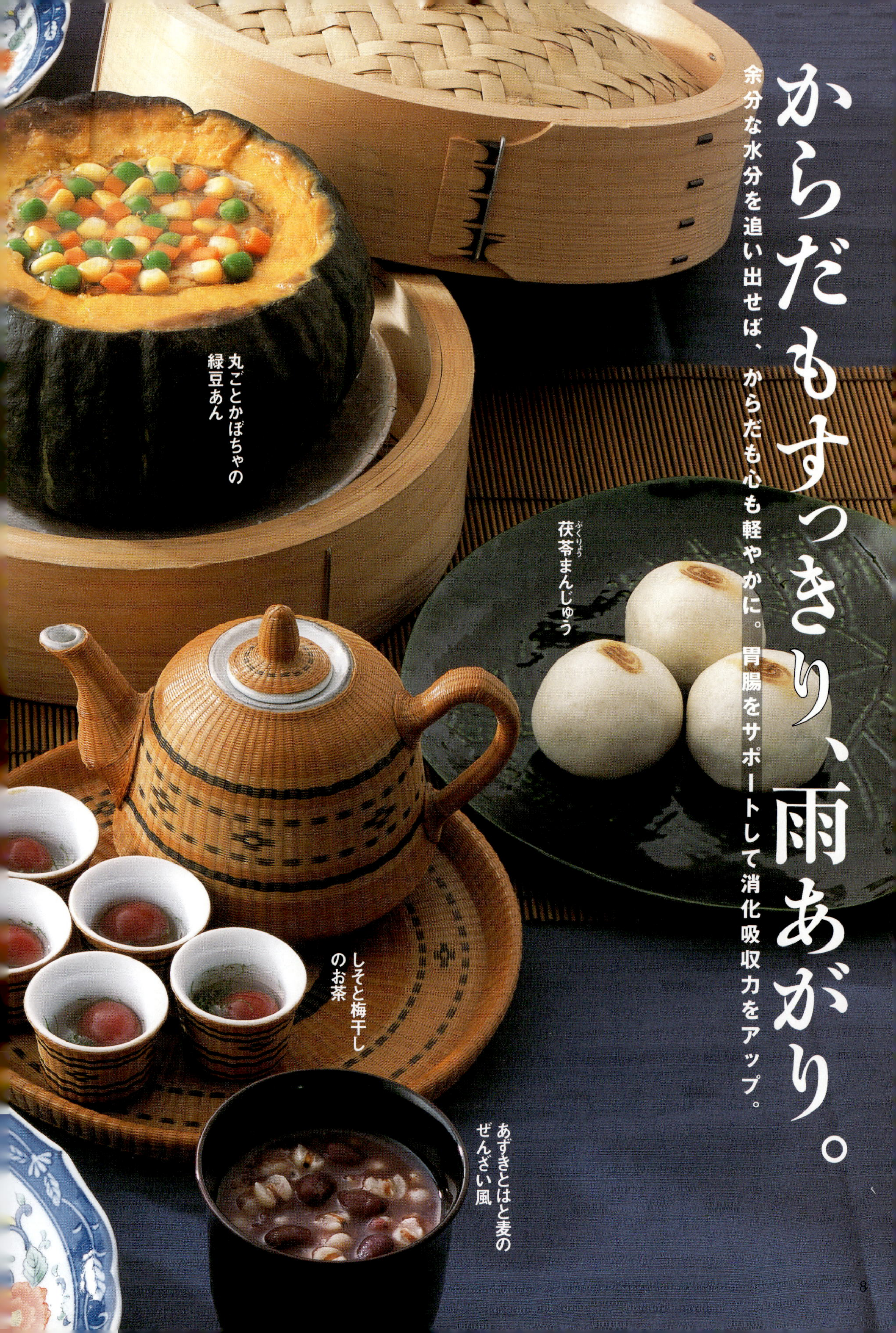

丸ごとかぼちゃの緑豆あん

茯苓《ぶくりょう》まんじゅう

しそと梅干しのお茶

あずきとはと麦のぜんざい風

梅雨

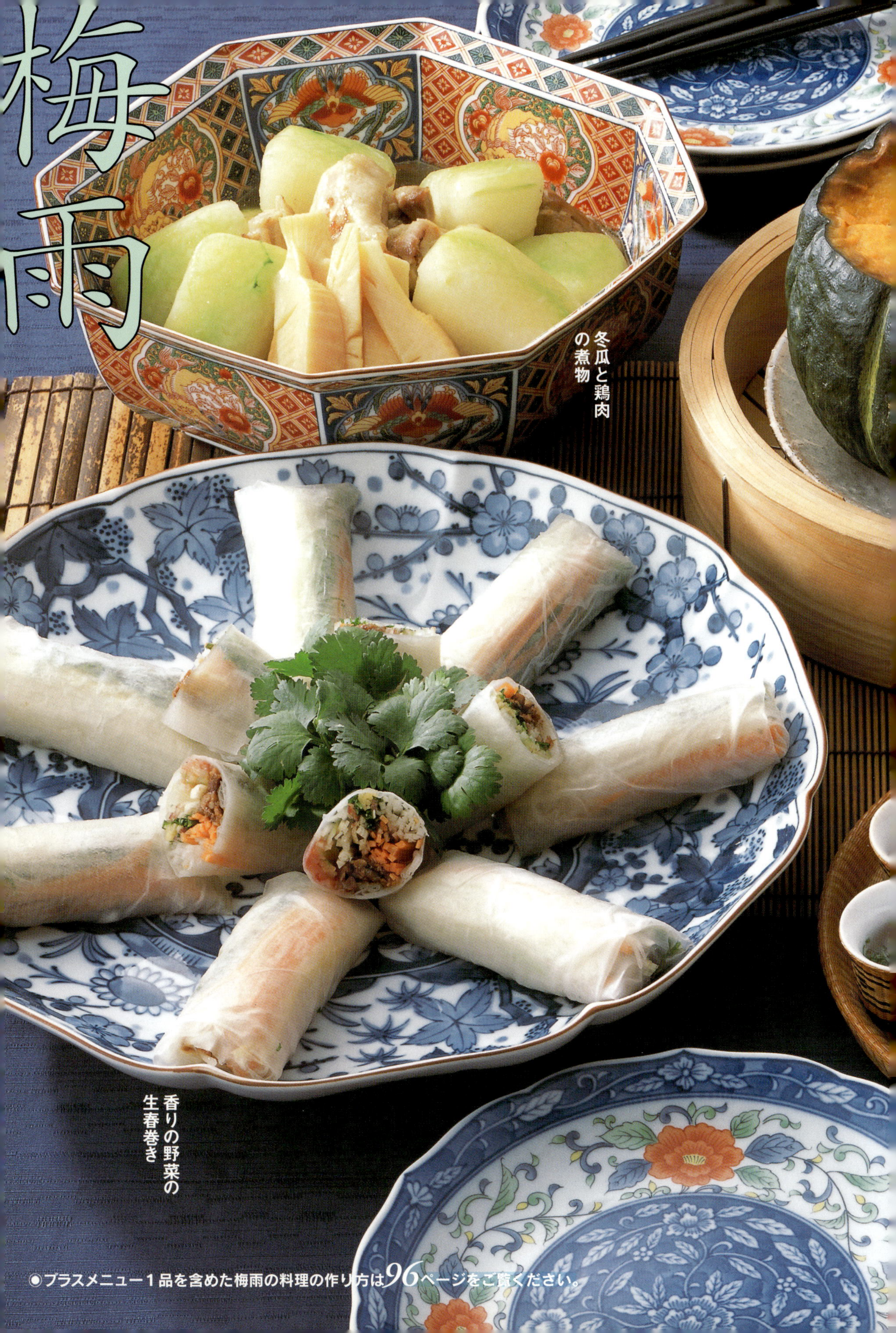

冬瓜と鶏肉の煮物

香りの野菜の生春巻き

●プラスメニュー１品を含めた梅雨の料理の作り方は96ページをご覧ください。

暑さに負けないわたしづくり。

夏バテ対策のポイントは夏野菜たっぷりの食生活。気と水分を補ってからだを夏バージョンに。

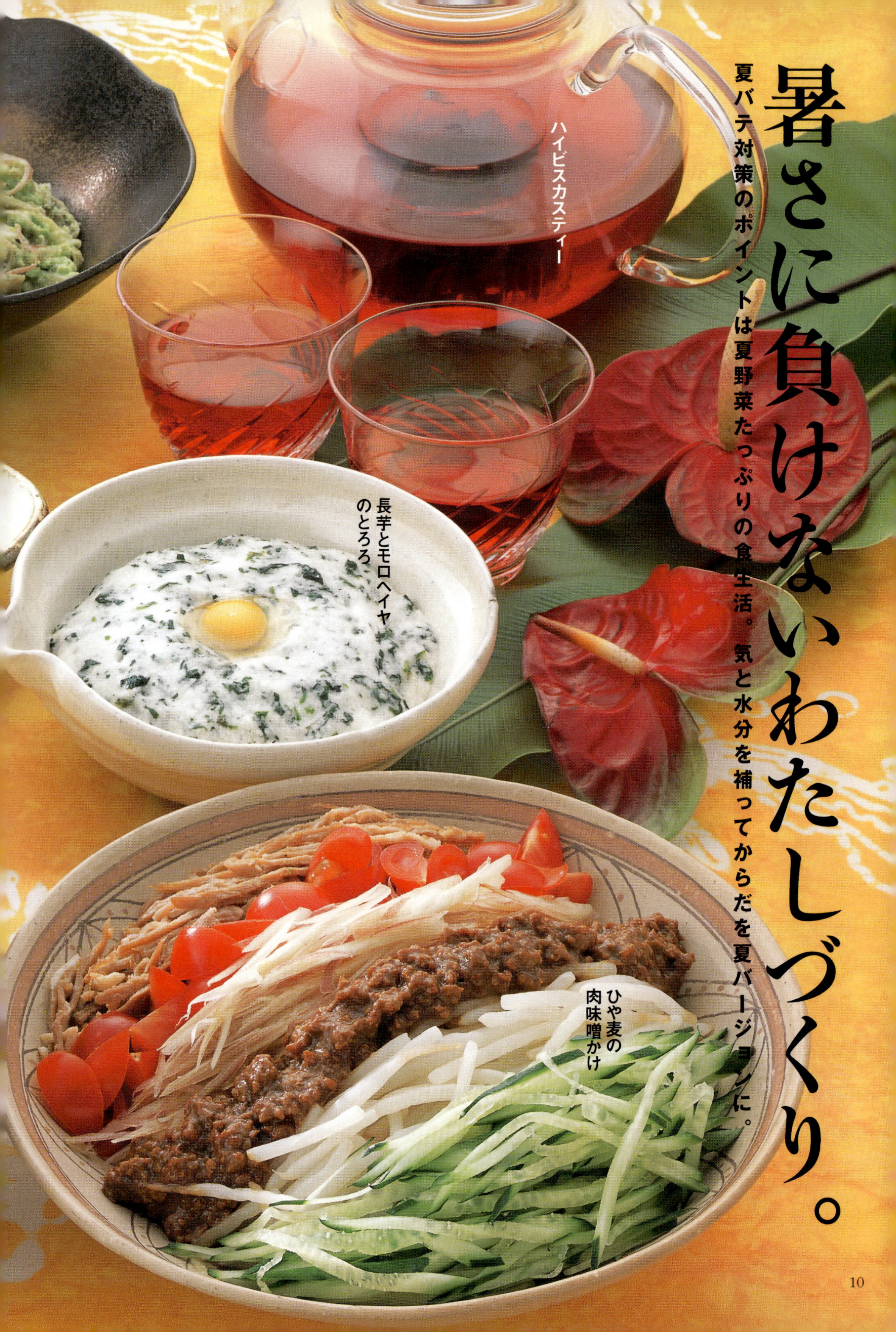
ハイビスカスティー
長芋とモロヘイヤのとろろ
ひや麦の肉味噌かけ

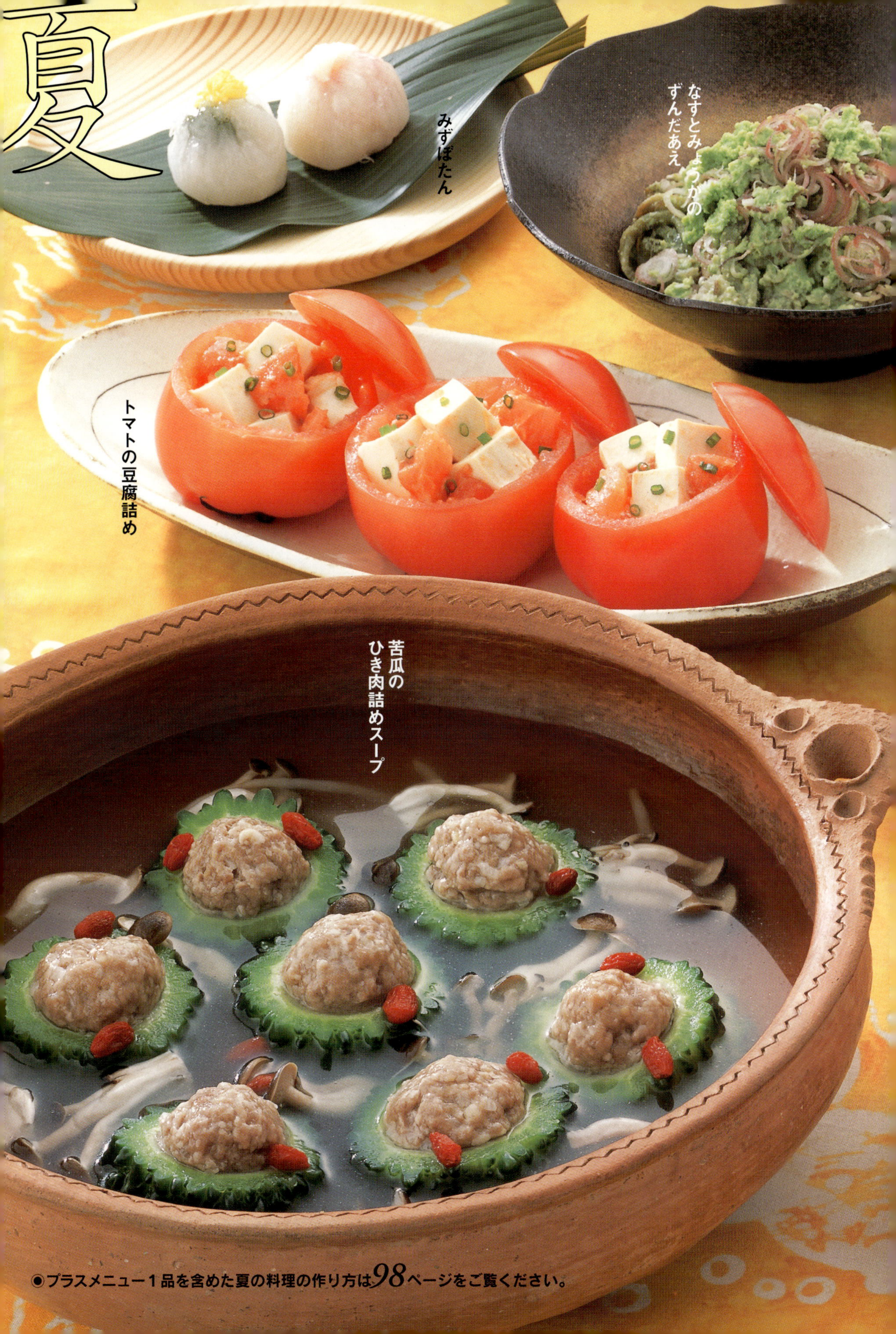

◉プラスメニュー１品を含めた夏の料理の作り方は98ページをご覧ください。

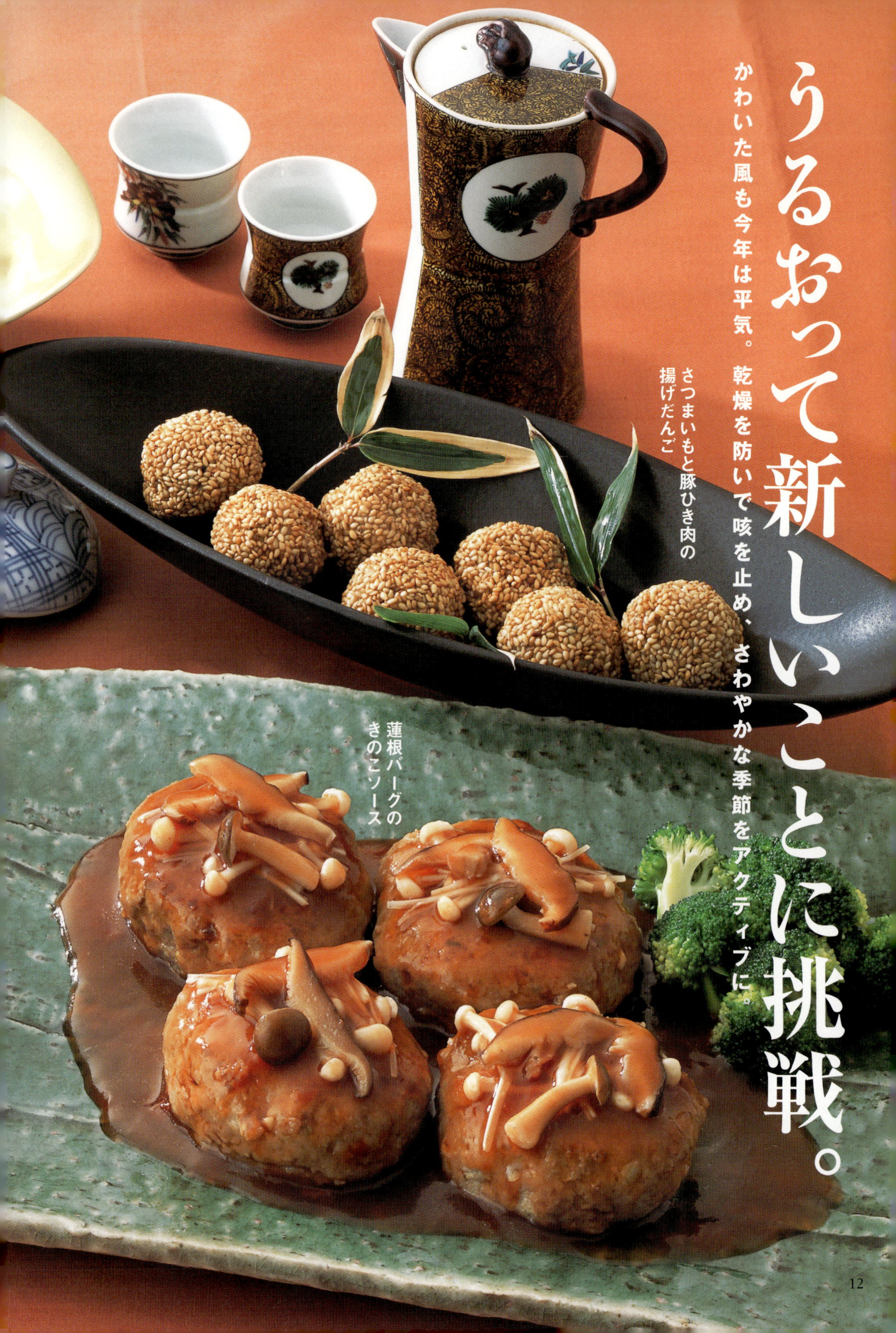

うるおって新しいことに挑戦。

かわいた風も今年は平気。乾燥を防いで咳を止め、さわやかな季節をアクティブに。

さつまいもと豚ひき肉の揚げだんご

蓮根バーグのきのこソース

秋

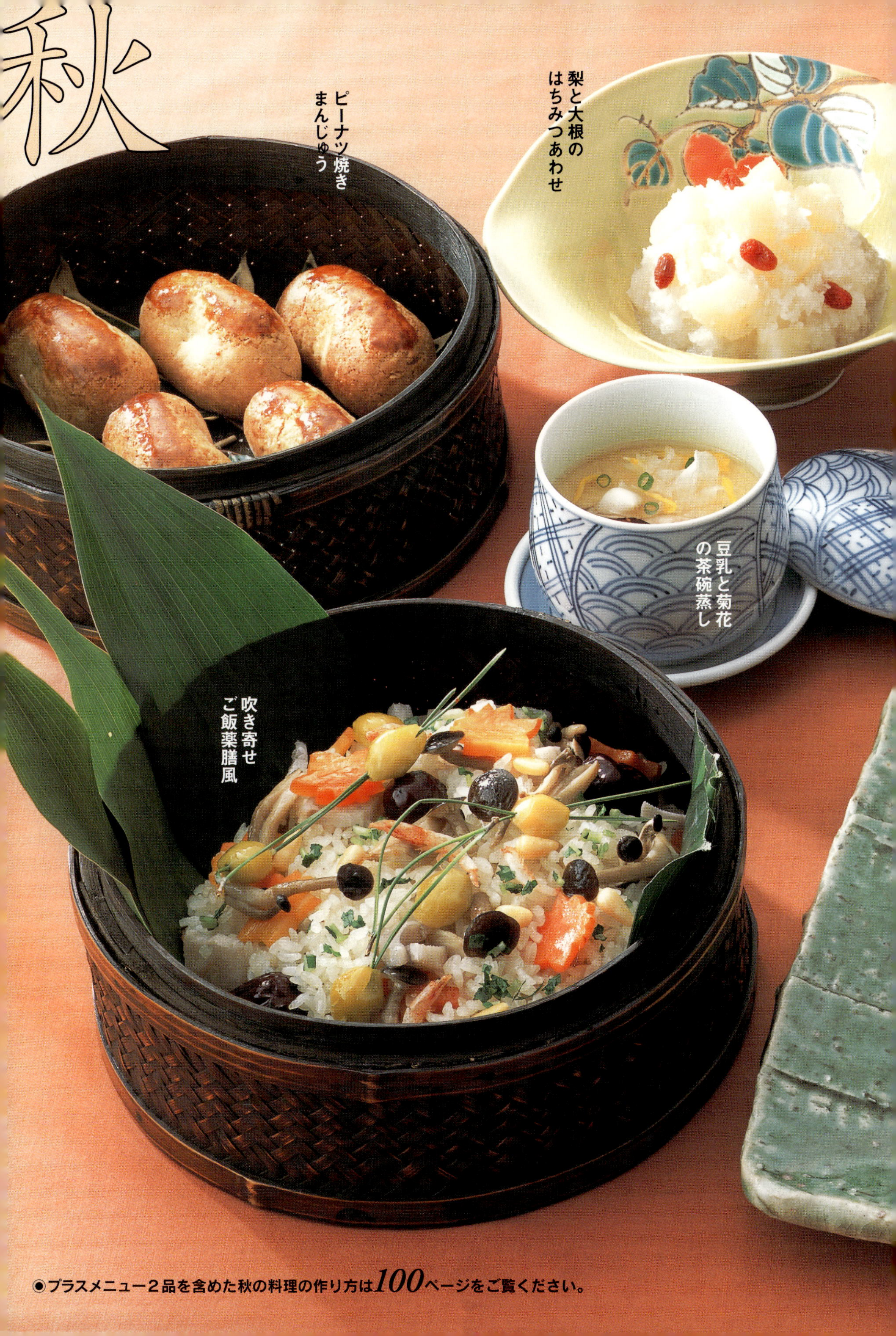

◉プラスメニュー２品を含めた秋の料理の作り方は*100*ページをご覧ください。

温泉、こたつ、笑顔、冬の薬膳。

つま先までぽかぽかに。家族で囲んで食べながら、新しい春に向けてからだづくりを。

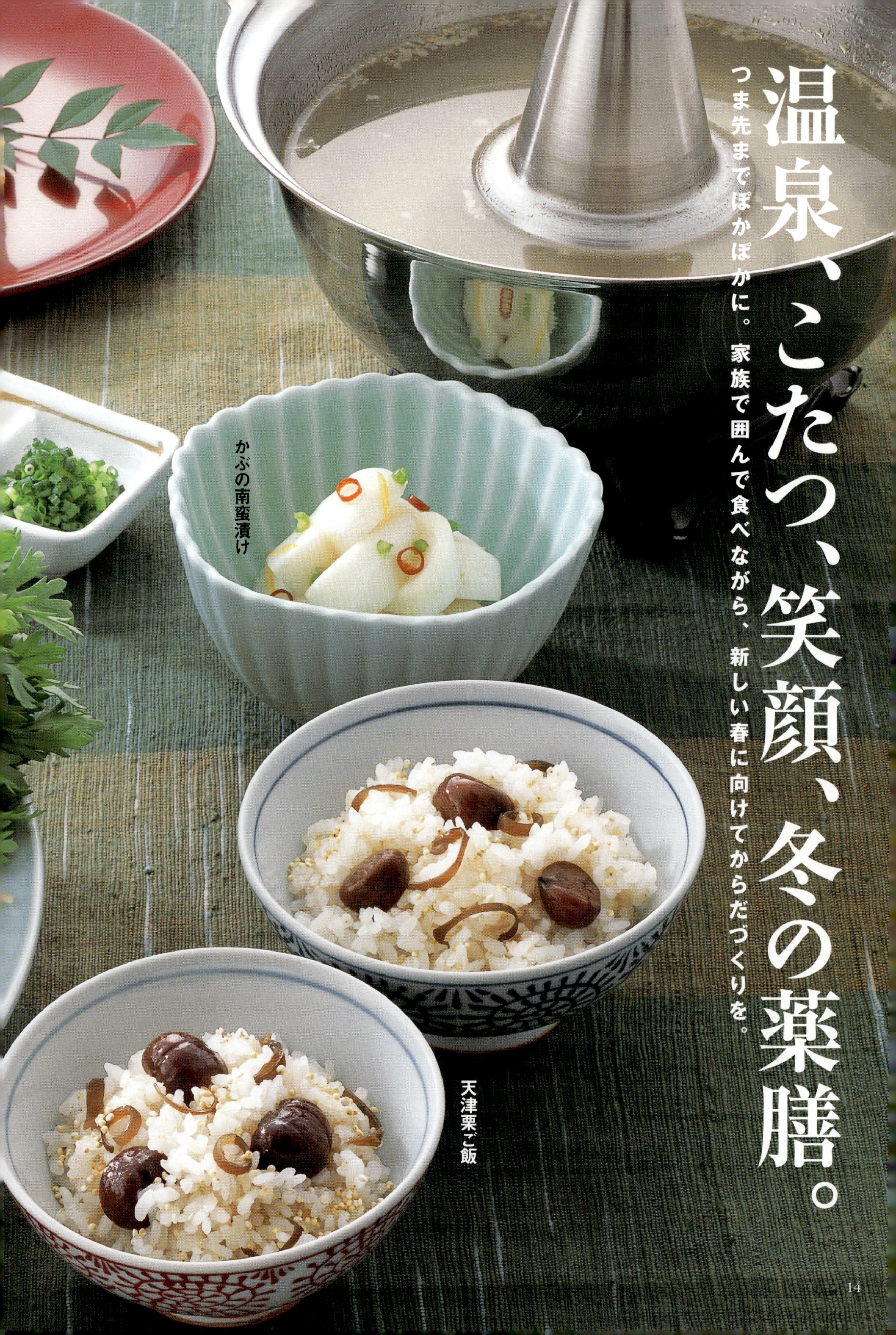

かぶの南蛮漬け

天津栗ご飯

冬

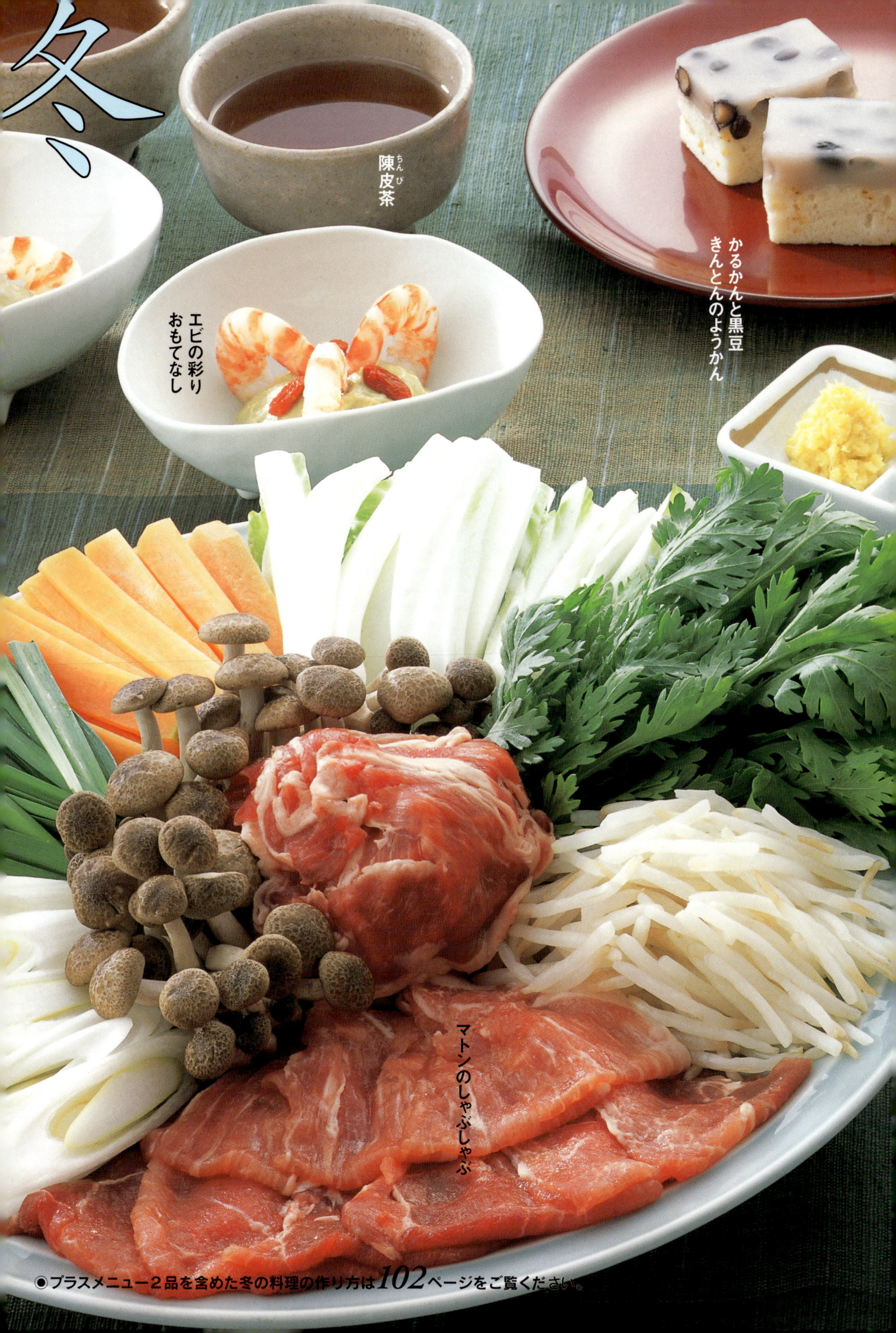

◉プラスメニュー２品を含めた冬の料理の作り方は*102*ページをご覧ください。

寒・熱のバランスをチェックする。

冷え性だったら温かいものを食べればよいと考えがち。でも温かい汁物を食べても、食材によってはそれほど温まらないことも——。まず自分のタイプを知り、食物の働きを知って、選択することが大切。

表❶——症状別寒熱チェック表

	寒のサイン		熱のサイン		どちらでもない
手・足	冷たい		温かい		
冷房	きらい		好き		
顔色	あおじろい		紅潮		
のどの渇き	ない		ある		
尿	透明で量多い		色が濃く量少ない		
便	軟便・下痢		硬い・便秘		
生理（周期）	長くなる		短くなる		
生理（色）	黒っぽい		鮮やか		
おりもの	白っぽい		黄色っぽい		
情緒	落ち込みやすい		イライラしやすい		
合計					

寒・熱タイプをチェック

食べものは、選び方で毒にも薬にもなります。中医学での健康とは、からだの陰陽のバランスがとれている状態のことです。そのバランスが崩れると、からだはサイン（情報）を発します。

まず、はじめにその情報を寒性と熱性に分けて、上の表でからだがどちらにバランスを崩しているのかみてみましょう（表1）。

寒のサインと熱のサインとどちらが多かったでしょうか。寒が多ければ冷えのほうにバランスが崩れ、熱が多ければ熱のほうにバランスが崩れています。どちらでもない項目が多かった人はほぼバランスが保たれています。

※からだの出すサインはいつも同じではありません。ときどきチェックしてみましょう。

食物の性質

食物にもからだを冷やす寒性の食物と、温める熱性の食物があります。これを作用の程度により、寒・涼・平・温・熱に分けています。平とは、からだを温めも冷やしもしない性質の食物です（表2）。

食物で寒熱のバランスをとる

寒性か熱性かに偏った食生活を長い間続けると、からだのバランスが崩れていくと中医学では考えています。

ちょっと食物の性質を意識してメニューを作るだけでも、長い目でみればからだのバランスの崩れを防ぐことができるのです（図1）。

寒のサインが多いとき（寒証）

平性と温熱性の食物を中心に選んで薬膳を作ります。寒涼性のものを絶対に使ってはいけないということではなく、全体として温める作用のある食材を多くします。

熱のサインが多いとき（熱証）

平性と寒涼性の食物を中心に選んで薬膳を作ります。温性のものも入ってよいのですが、熱感が強いときやイライラ感のあるときには、少量でも熱偏性の大きい食品（激辛の調味料など）に注意しましょう。

体質の違う人同士が一緒に食べるとき（集団）

バランスの崩れが少ない人も一緒に食べるときや、家族の食事や集団給食など、一人ひとりの体調に細かく対応できかねるときは、平性の食物を中心に、温熱性も寒涼性も適当にとり入れるようにします。

表❷——主な食物の性質

	寒涼性	平性	温熱性
穀類・豆類	そば 大麦 はと麦 緑豆（りょくとう） 豆腐	うるち米 キビ 大豆 あずき えだまめ とうもろこし	もち米
野菜類・いも類・きのこ・海そう	アスパラガス ほうれん草 なす トマト レタス 蓮根 苦瓜（にがうり） 冬瓜 きゅうり 大根 ごぼう フクロタケ 昆布 わかめ のり	キャベツ ちんげん菜 ブロッコリー にんじん たまねぎ 山芋 さつまいも じゃがいも 里芋 しいたけ まつたけ 白きくらげ 黒きくらげ	ねぎ しょうが にら しそ かぼちゃ 小松菜 らっきょう 菜の花
果実類・種子類	柿 キウイフルーツ 梨 グレープフルーツ バナナ メロン びわ	いちご すもも ぶどう りんご 黒ごま 白ごま	さくらんぼ なつめ きんかん 桃 栗 くるみ 松の実
魚介類	ハモ カニ アサリ シジミ ハマグリ ドジョウ	タイ サンマ サワラ スズキ ヒラメ イカ タコ ホタテ カキ	アジ サケ ブリ マグロ エビ タチウオ ウナギ アカガイ アナゴ
肉類・卵・乳類	鴨肉 ピータン	牛肉 牛レバー 豚肉 鶏卵 うずらの卵 牛乳	鶏肉 鶏レバー マトン ラム
その他	緑茶 白砂糖 しょうゆ 食塩 ウーロン茶	はちみつ	酢 黒砂糖 唐辛子 山椒 酒

図❶——食物の五性

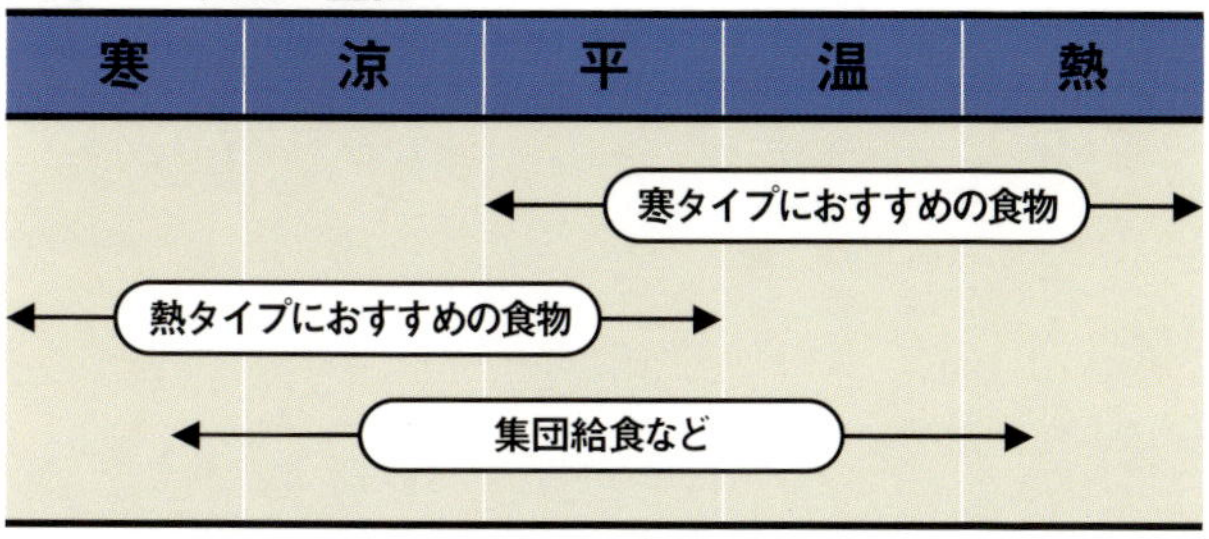

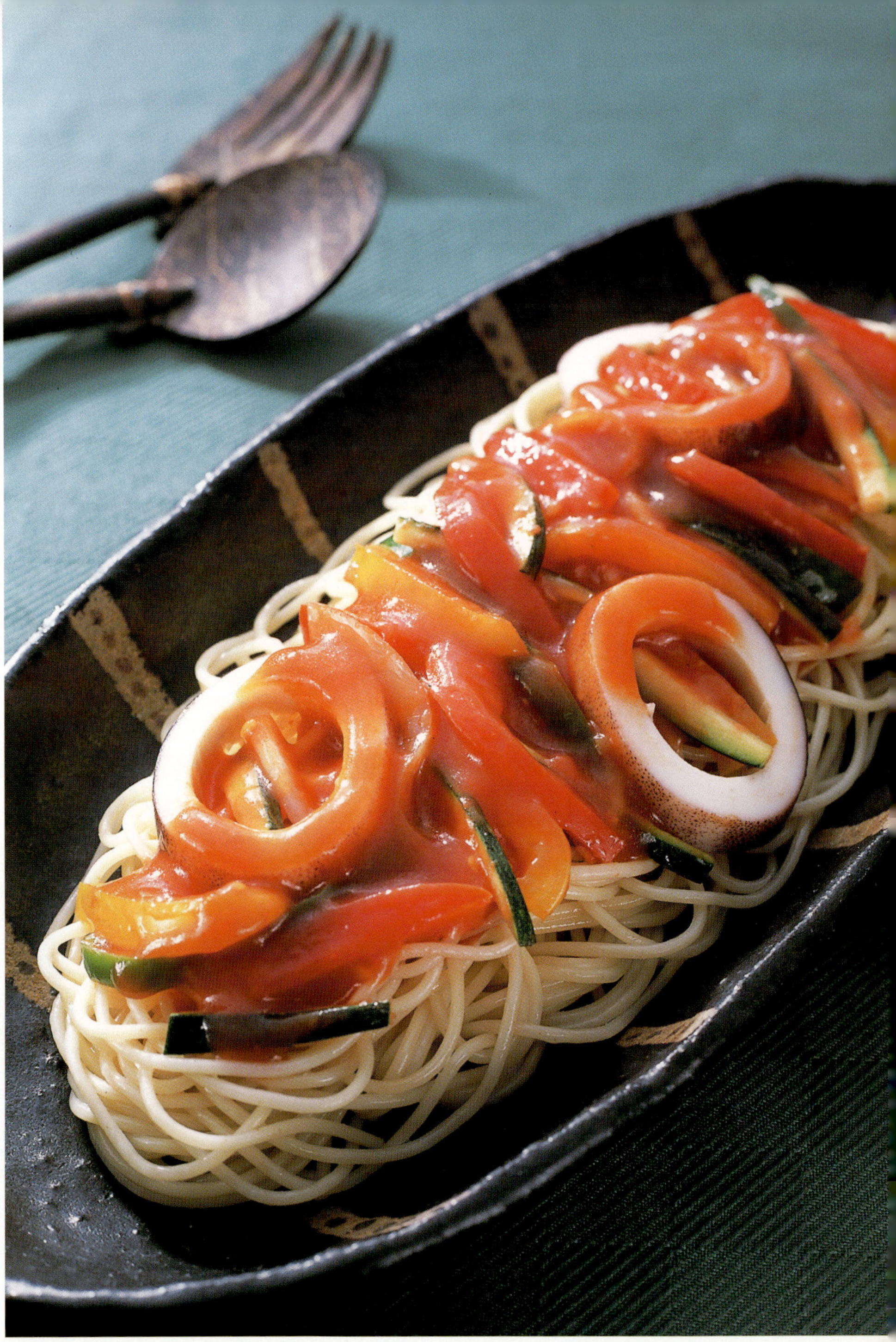

夏野菜とイカのスパゲティ

休日のランチにぴったりの彩り鮮やかなスパゲティ。
からだのみずみずしさを保ち、動脈硬化の予防にも。

◉材料／4人分

スパゲティ……400g
トマト・たまねぎ……各大1個
水煮トマト……100g
ズッキーニ……2本
パプリカ（赤・黄）……各1個
イカ……2杯
にんにく……1〜2片
塩……小さじ1・½
白ワイン……½カップ
オリーブ油……大さじ3
こしょう……少量

◉作り方

1 イカは1cmの輪切り。にんにくはみじん切り。トマトは皮をむき、種を除いてざく切りにする。たまねぎはうす切りにし、パプリカは太めのせん切りにする。ズッキーニは縦半分に切って種を除き、5cm長さのせん切りにする。

2 鍋にオリーブ油を熱し、にんにく、たまねぎを炒める。次にトマト、イカを入れて少し色づく程度に炒める。ピーマンなどの野菜を入れて炒めたら、ワイン、水煮トマトも加えて煮込む。

3 スパゲティを塩ゆでする。

4 2の味をこしょうでととのえ、3を加えて味を絡める。

◉ポイント

トマトやズッキーニなど、夏にとれる野菜はからだを冷やし、体液を補う作用がある。小麦もややからだを冷やすが、気を増して精神を安定させる。

蓮根だんご汁

すりおろした蓮根とそばに豚肉を合わせたさっぱり味。蓮根にはビタミンCがあるほか血液をきれいにする作用もあるので生活習慣病予防に。

材料／4人分

蓮根……200g
豚ひき肉……80g
そば粉……40g
材料A
┌酒・しょうゆ……各小さじ2
└塩……小さじ2/3
材料B
┌だし汁……600cc
│みりん……大さじ1
└しょうゆ……大さじ2
ほうれん草……100g

作り方

1　蓮根は洗って皮ごとすりおろし、ザルに上げ、軽く手で抑えて汁気をとる。汁はとっておく。

2　1と豚肉を混ぜてからAを加え、そば粉を少しずつ入れてよく練り混ぜる。あまり硬くしないよう、そば粉の量を加減する。

3　鍋にBを入れて火にかけ、煮立ったら2を3〜4cmの平たいだんごにして入れていく。だんごに火が通ったら、残しておいた蓮根の汁を少しずつ加えてとろみをつける。

4　3を器に盛り、色よくゆでたほうれん草を青みとして添える。

ポイント

そば粉に含まれるルチンは血管を丈夫にし、蓮根には血液を浄化する成分が含まれている。生活習慣病の予防におすすめ。

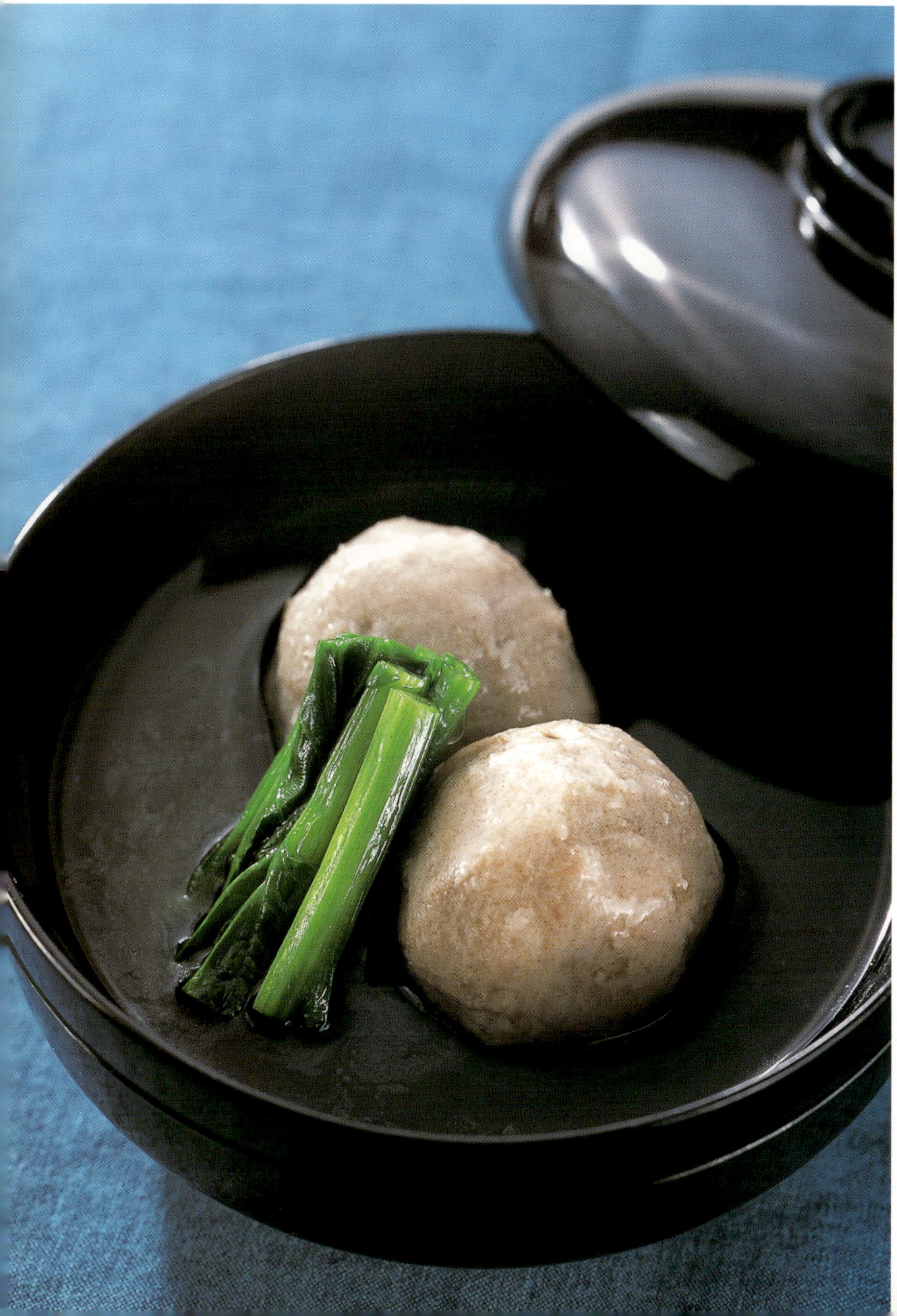

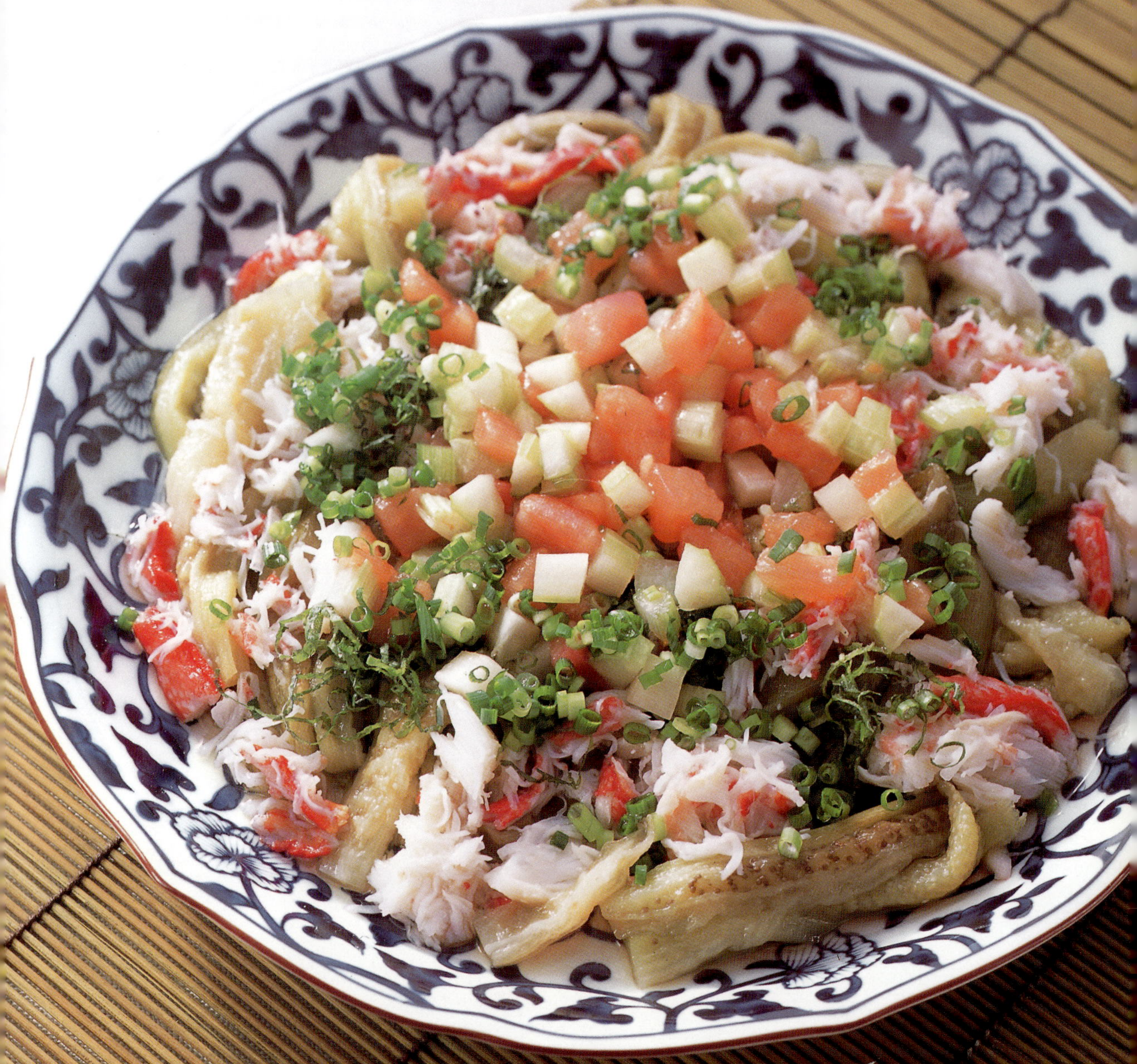

カニとなすのサラダ

ボリュームたっぷりのカニとなすに大満足
パーティー翌日の目覚ましサラダとしても。

●材料／4人分

カニ（正身）	80g
酢	少量
なす	中6個
トマト	1個
セロリ	1本
あさつき小口切り	少量
材料A	
サラダ油	大さじ5
酢	大さじ3
しょうゆ（薄口）	大さじ2
こしょう	少量

●作り方

1 カニはほぐして酢を振る。なすはそのまま焼いて皮をむき、四つ割り。

2 トマトは湯むきし、種を除いて1cm角切り、セロリは筋をとって1cm角切りにする。

3 Aに2を加え、カニとなすを器に盛った上からかける。あさつきを散らす。

●ポイント

カニには清熱作用や酒毒を消す作用がある。なすにも清熱作用があるので、のぼせや二日酔いの改善におすすめ。

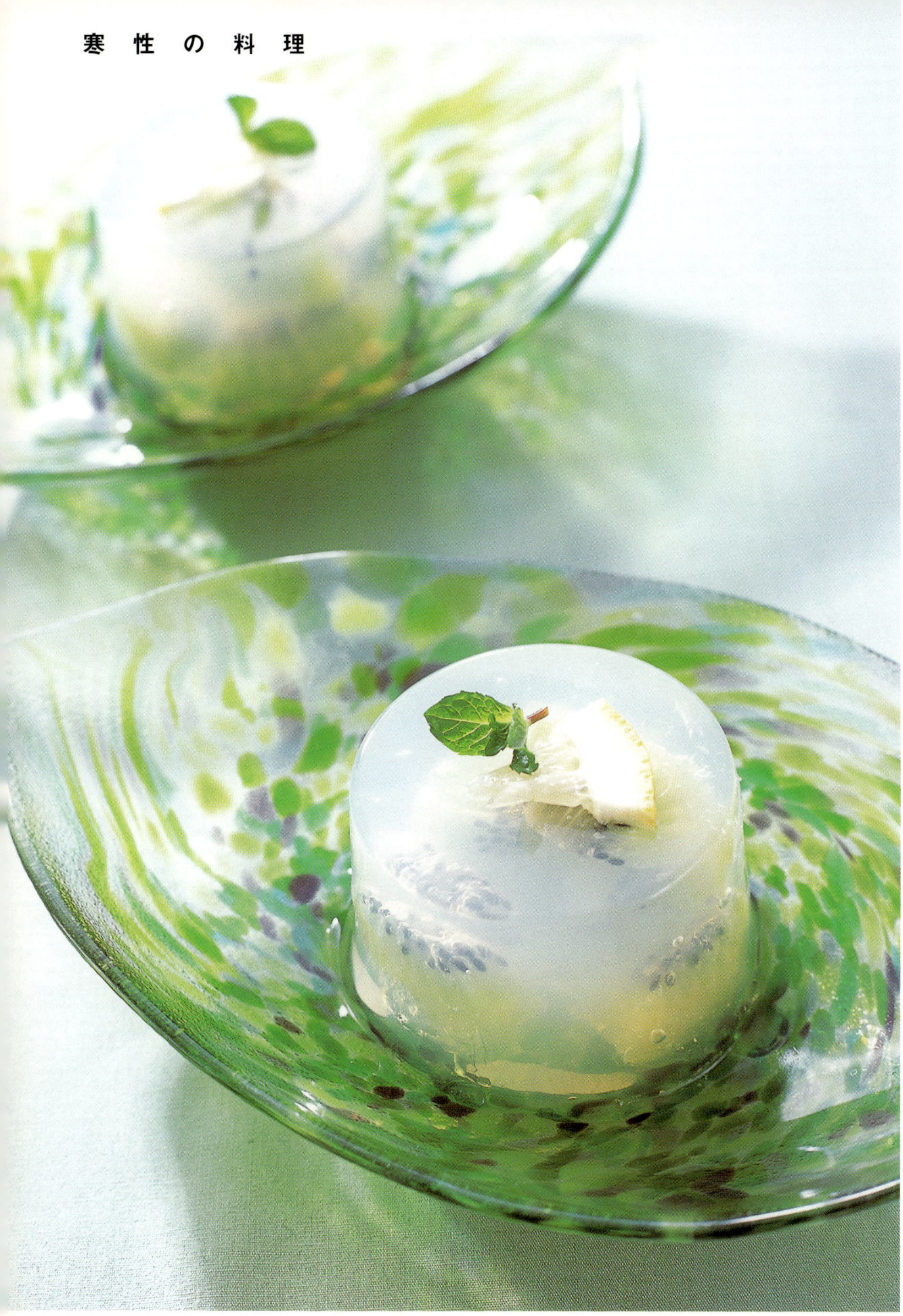

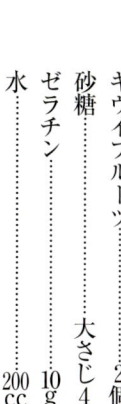

キウイフルーツのゼリー

新緑を渡る風のような涼しげなゼリー。キウイフルーツはビタミンCやクエン酸が豊富なので、美肌づくりや、疲労回復にも。

◉材料／100ccカップ3個分

キウイフルーツ……………2個
砂糖……………大さじ4
ゼラチン……………10g
水……………200cc
レモンの輪切り……………1枚
ミントの葉……………適量

◉作り方

1 ゼラチンは水でふやかしておく。

2 キウイフルーツは皮をむいて四つ割りにし、芯をとっていちょう切りにする。器に入れて上に砂糖をかけ、レンジに2分かける。

3 鍋に2を入れて弱火にかけ、50～60℃くらいに保って、1のゼラチンを水ごと加えてよく溶かす。

4 ゼリーカップの内側を水でぬらし、3を流し込み、あら熱をとって冷蔵庫で冷やし固める。

5 レモンとミントの葉を飾る。

◉ポイント

キウイフルーツはビタミンCやペクチン、有機酸を含む。これらの相乗作用で疲労回復によい。

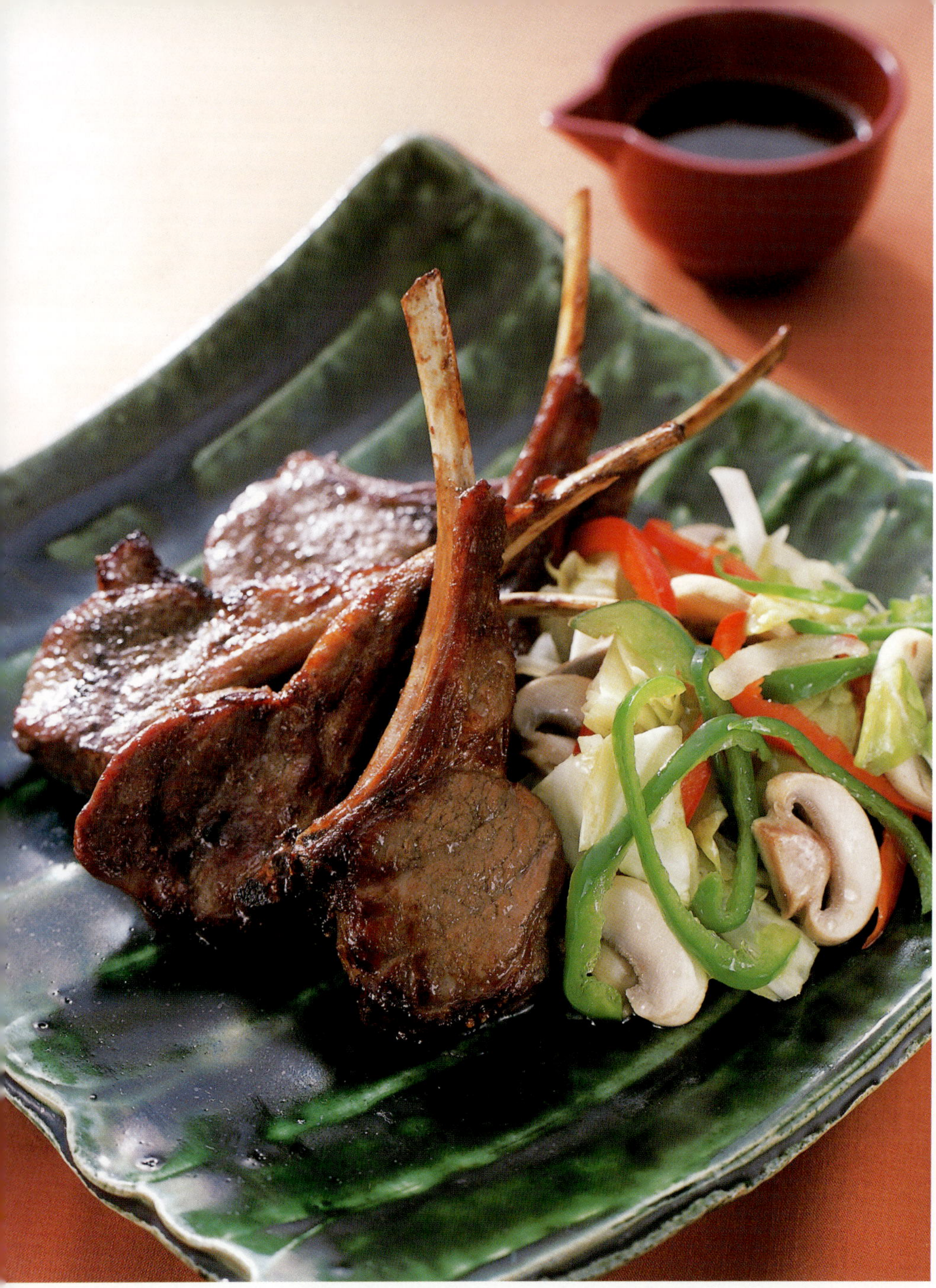

ラムのスペアリブ焼き

からだがぽかぽかになるスタミナメニュー。ラムは血中の中性脂肪やコレステロール値を下げるヘルシーなたんぱく源。

材料／4人分

骨つきラム……8本

材料A

しょうゆ……大さじ1

おろしにんにく……少量

こしょう……少量

材料B

ウスターソース……大さじ1

米酢……大さじ1

しょうゆ……小さじ1

おろしにんにく……小さじ½

おろしたまねぎ……小さじ1

キャベツ……200g

たまねぎ……中½個

青ピーマン……½個

赤ピーマン……¼個

マッシュルーム……4個

塩・こしょう……各少量

作り方

1 ラムはAを絡ませ20分置き、グリルで両面に焼き色をつける。

2 Bを合わせてソースを作る。

3 キャベツはざく切り、たまねぎとピーマンはせん切り、マッシュルームはうす切りにして炒め、塩こしょうで味つけする。

4 焼きあがったラムと野菜ソテーを器に盛り、ソースを添える。

ポイント

羊の肉は肉類の中で最もからだを温める作用があるといわれる。ピーマン類は気の巡りをよくする。

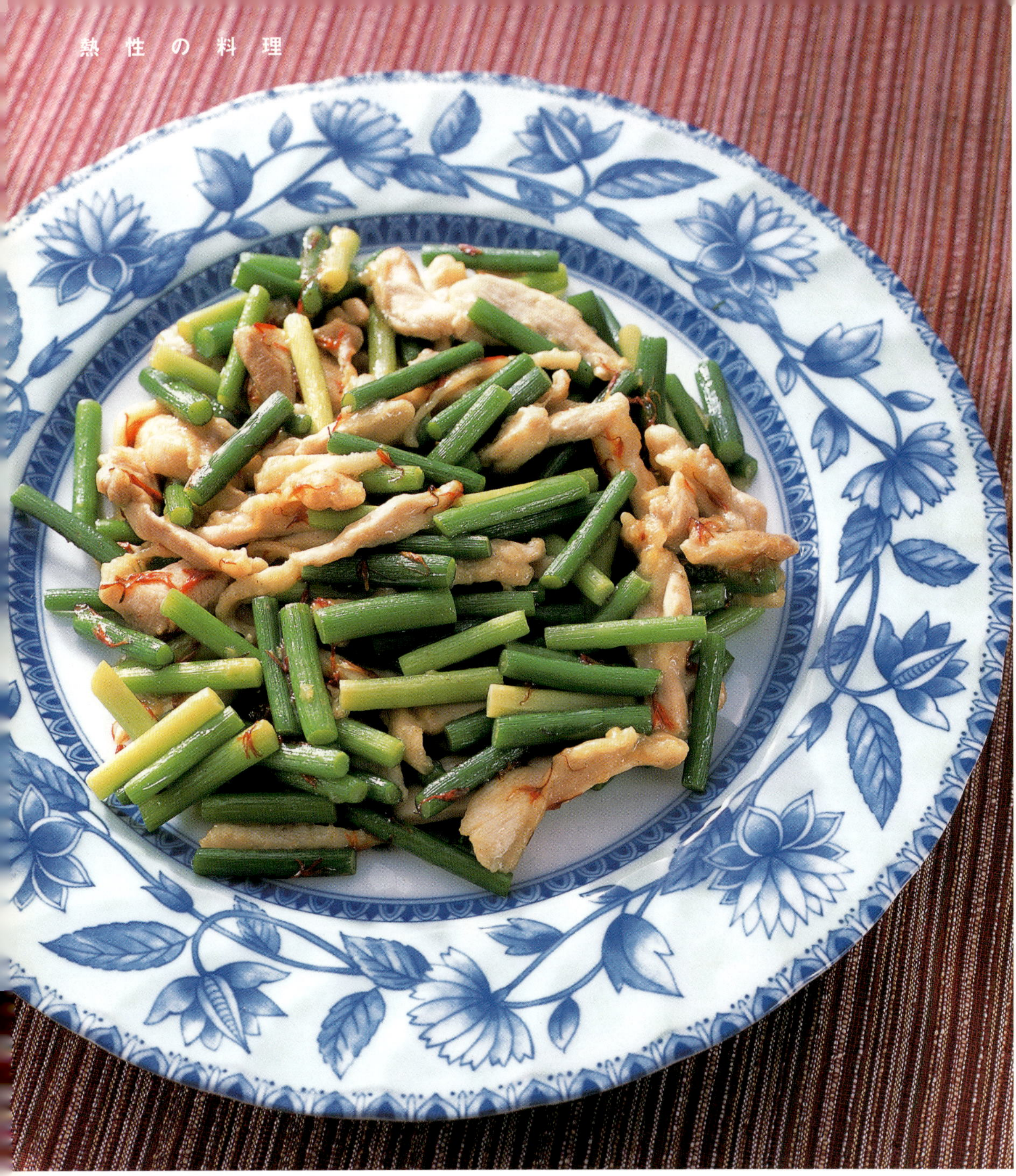

鶏肉とにんにくの芽の紅花炒め

手早く作れてからだの機能を活性化するうれしいレシピ。紅花は血の巡りをよくするので生理痛の緩和にも。

材料／4人分

- 鶏むね肉……200g
- 紹興酒……大さじ1
- かたくり粉……少量
- 紅花《べにばな》……2g
- にんにくの芽……100g
- 紅花油・しょうゆ・塩……各少量

作り方

1 紅花は、浸す程度の水でもどす。

2 鶏肉は余分な脂をとり除き、細く切って紹興酒を振る。30分置いてからかたくり粉を振る。

3 にんにくの芽は洗って3cm長さに切る。

4 鍋に紅花油を熱し、2を炒め、3を加えてさらに炒める。

5 4に1の紅花を漬け汁ごと加え、ふたをして2～3分煮、塩、しょうゆで調味する。

ポイント

鶏肉もにんにくの芽も、おなかを温め、気の巡りをよくする。血行をよくする紅花を加えて、冷え性や生理痛のある人におすすめ。

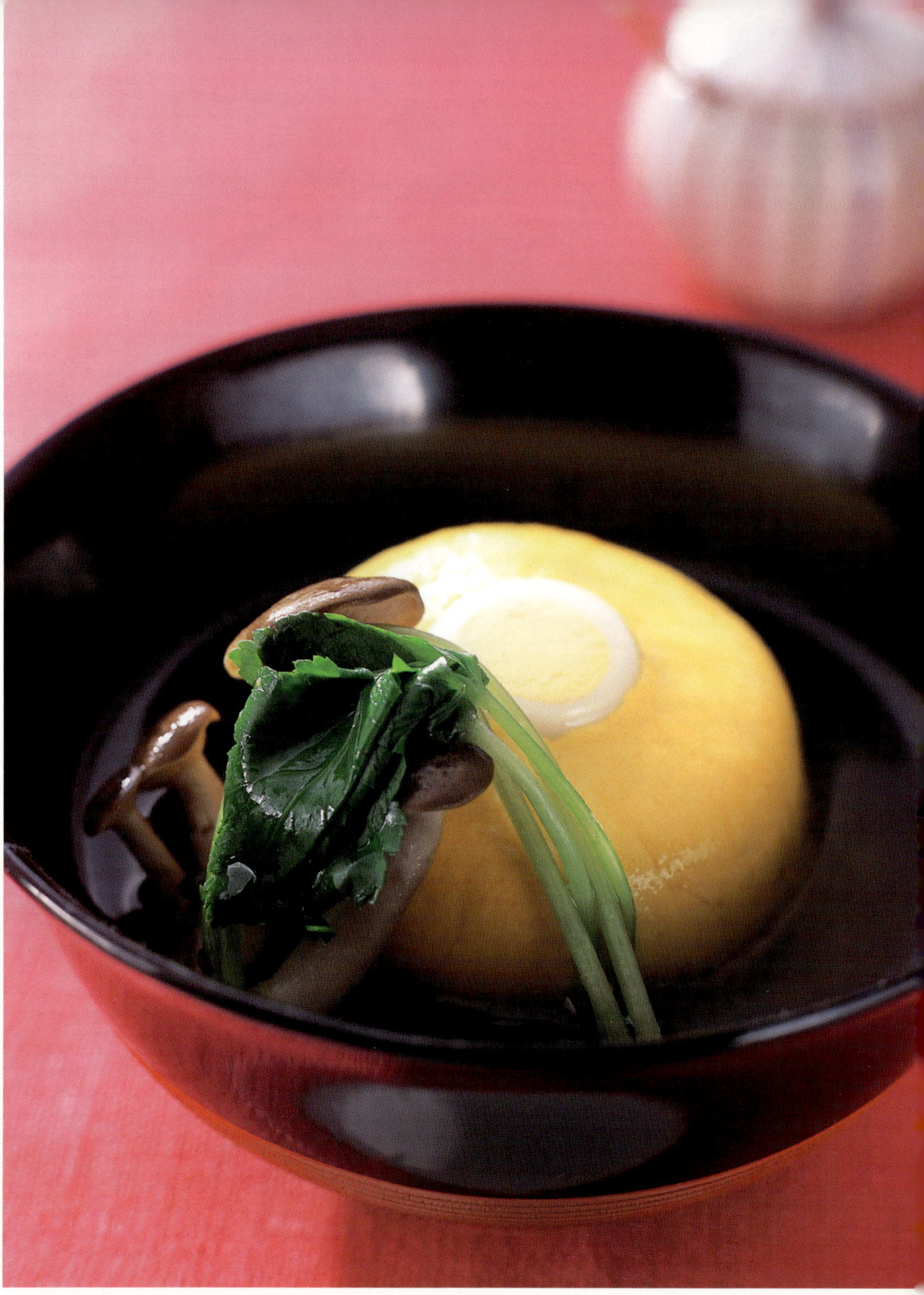

かぼちゃとうずらのお椀

卵をすっぽりくるんだ愛らしいお椀。
ビタミンEとカロテンを
豊富に含んだかぼちゃでかぜ予防。

材料／4人分

- かぼちゃ……200g
- うずらのゆで卵……2個
- 白玉粉……80g
- 水……適量
- 塩……少量
- しめじ・みつば……各適量
- だし汁……3カップ
- 材料A
  - 酒……大さじ1
  - しょうゆ（薄口）……大さじ1
  - 塩……小さじ½
- 水溶きかたくり粉……適量
- 溶きがらし……少量
- ラップ

作り方

1　かぼちゃは種と皮をとり、適当に切ってひたひたの水で煮てやわらかくし、つぶす。

2　白玉粉は水を加えながら硬めにこね、1と塩少量を加えてさらにこね、四つに分けて丸める。

3　ラップを手に広げ、2をのせて円形にし、中央に半分に切ったうずらの卵を包み込んでまんじゅうの形に整える。

4　蒸気の上がった蒸し器にラップごと3を入れ、10分ほど蒸す。

5　だし汁に小房に分けたしめじを入れてAで調味し、水溶きかたくり粉でうすくとろみをつける。

6　椀の中央に4と6cmに切ったみつばを入れて、5を静かに注ぐ。溶きがらしを添えて供する。

ポイント

かぼちゃ、うずらの卵ともに胃腸の働きを調整し、気の働きを強める作用がある。

エビとにらの卵焼き　しょうがあん

栄養満点の卵焼きはカジュアルなホームパーティーにも活躍。
エビは強壮作用のほか糖尿病や高脂血症の予防に。

◉材料／2人分

エビ……100g
にら……50g
卵……4個
黒きくらげ……3g
万能ねぎ……3本
枸杞《くこ》……小さじ1
しょうが汁……大さじ1
油……大さじ2・1/2
水溶きかたくり粉……小さじ1
塩……少量
材料A
鳥ガラスープの素……小さじ1/2
しょうゆ(薄口)……小さじ1
塩・こしょう……各少量
水……3/4カップ

◉作り方

1　エビは殻と背ワタをとり、ぶつ切りにする。にらは細かく切る。黒きくらげは水でもどして細かく切る。万能ねぎは小口切り。枸杞は水でもどす。

2　中華鍋に油大さじ1/2を熱し、エビを炒める。色が変わってきたら黒きくらげを入れ、さらに炒め、火が通ったら別皿にとり出して冷ます。

3　ボールに卵を割りほぐし、2とにら、塩を入れて混ぜる。

4　Aを小鍋で合わせる。

5　中華鍋を強火にかけて油大さじ2を熱し、3を流し入れる。火が通ったら皿にとる。

6　4を一煮立ちさせ、水溶きかたくり粉でとろみをつけ、しょうが汁を加えてあんを作り、5にかける。万能ねぎと枸杞を散らす。

◉ポイント

エビには強精作用があり、からだを温める。にらは血液の循環をよくする。他の食材との相乗作用で冷えをとりスタミナをつける。

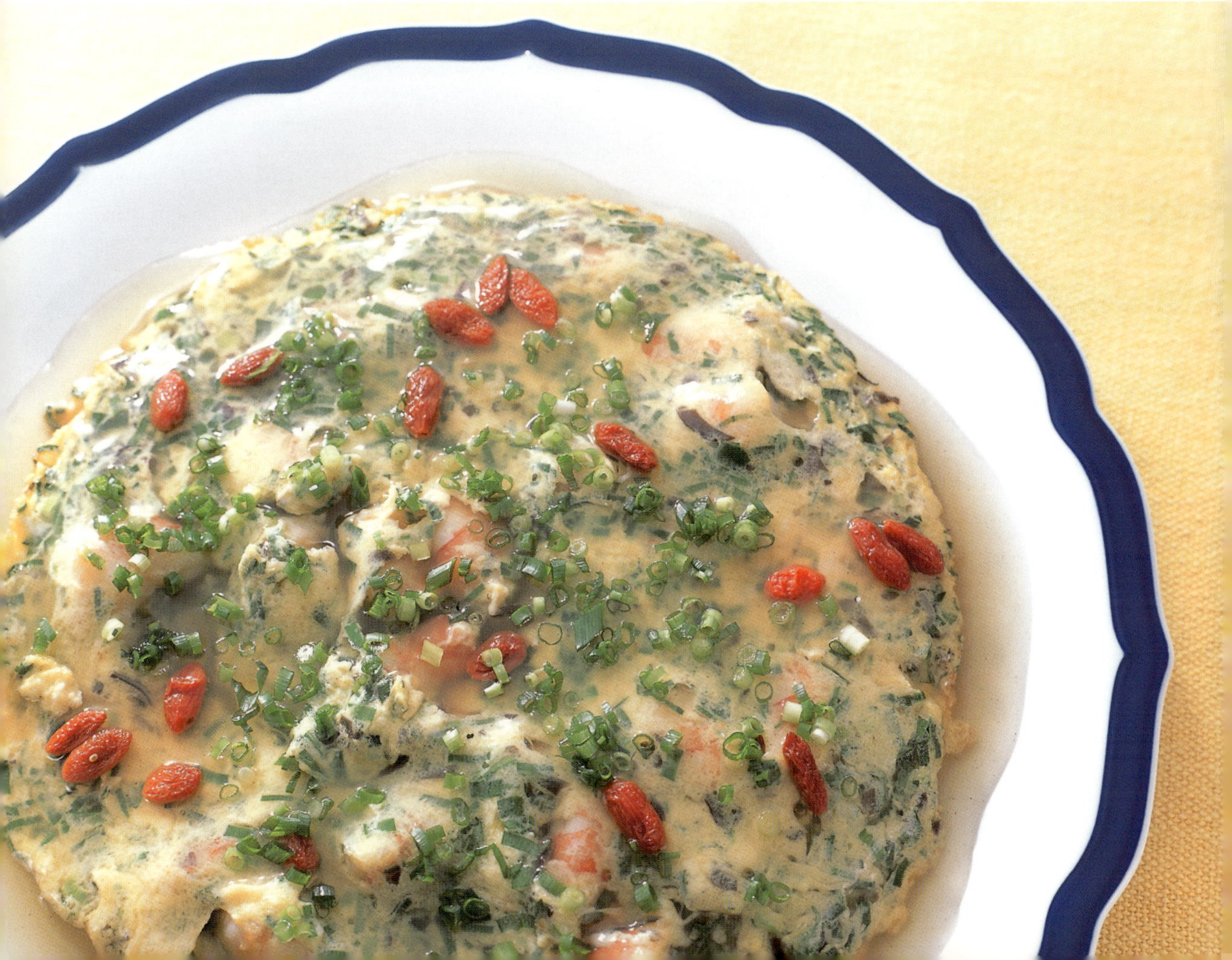

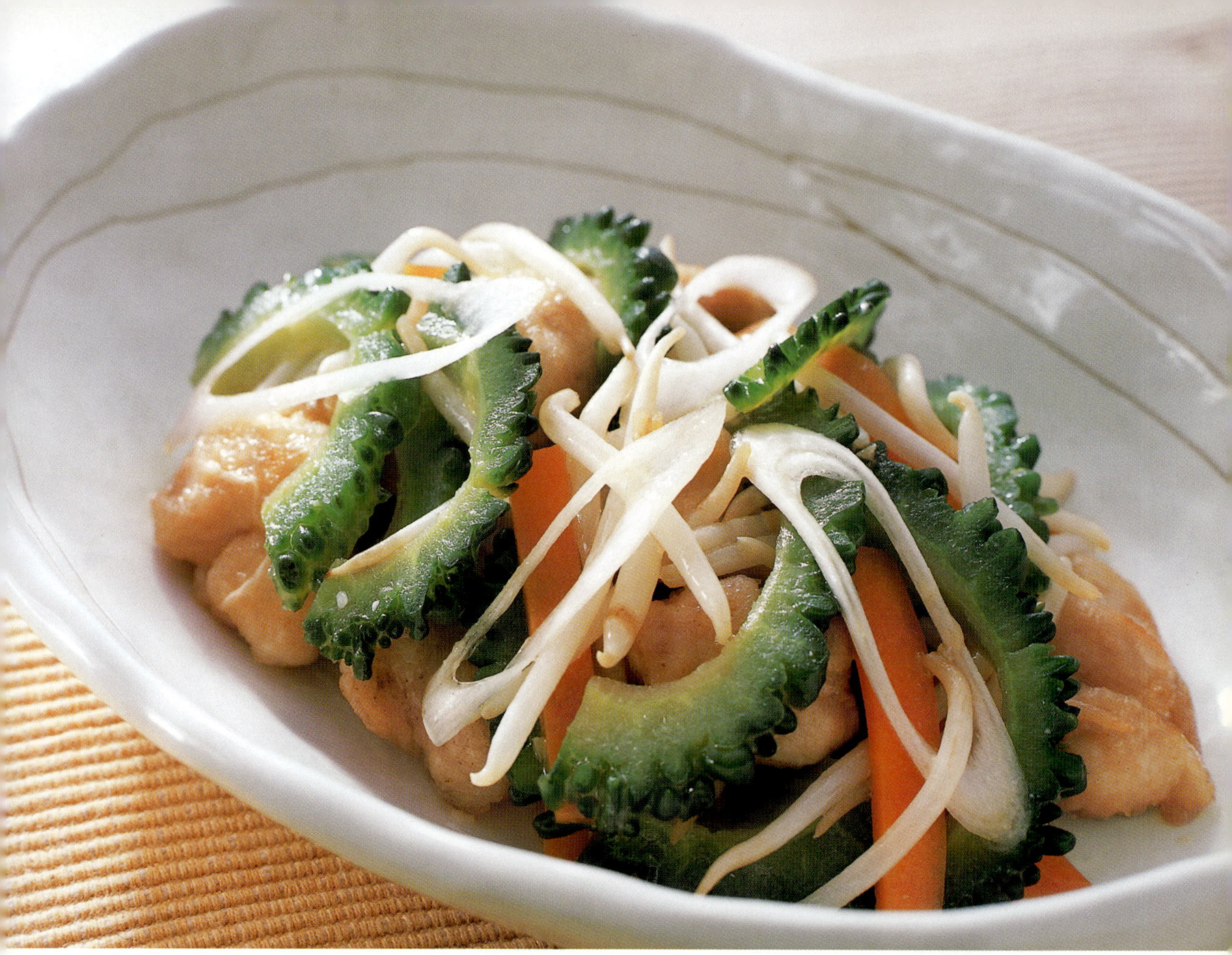

鶏肉と苦瓜の味噌炒め

味噌の風味と苦瓜のほろ苦さが絶妙。活性酸素の生成を抑える苦瓜は、ビタミンCが豊富で疲労回復や夏バテにも効果的。

◉**材料**／4人分

- 鶏もも肉……200g
- 材料A
  - かたくり粉・酒・塩・こしょう……各少量
- 苦瓜《にがうり》（ゴーヤー）……1本
- にんじん……40g
- ねぎ……1/2本
- もやし……250g
- しょうが・にんにく……各少量
- 油……大さじ2
- 材料B
  - 味噌……大さじ1
  - しょうゆ・カキ油……各小さじ1
  - 唐辛子……少量
  - かたくり粉・水……各大さじ3

◉**作り方**

1　鶏肉は食べやすく切り、Aで下味をつけておく。

2　苦瓜は縦半分にしてから、ワタをとって斜め切りにしてゆでる。にんじんは短冊切りにしてゆでる。

3　Bで合わせ味噌を作る。

4　ねぎは斜め切りにし、しょうがとにんにくはみじん切りにする。もやしは洗っておく。

5　フライパンを熱し、油大さじ2を入れて1の鶏肉を炒め、火が通ったら423の順に加えて炒めていく。

◉**ポイント**

苦瓜は胃腸を冷やす作用が強いがミネラルやビタミンCが多い。それに胃腸を温め気を充実させる鶏肉を組み合わせることで、寒性と熱性のバランスをほどよくとった薬膳。

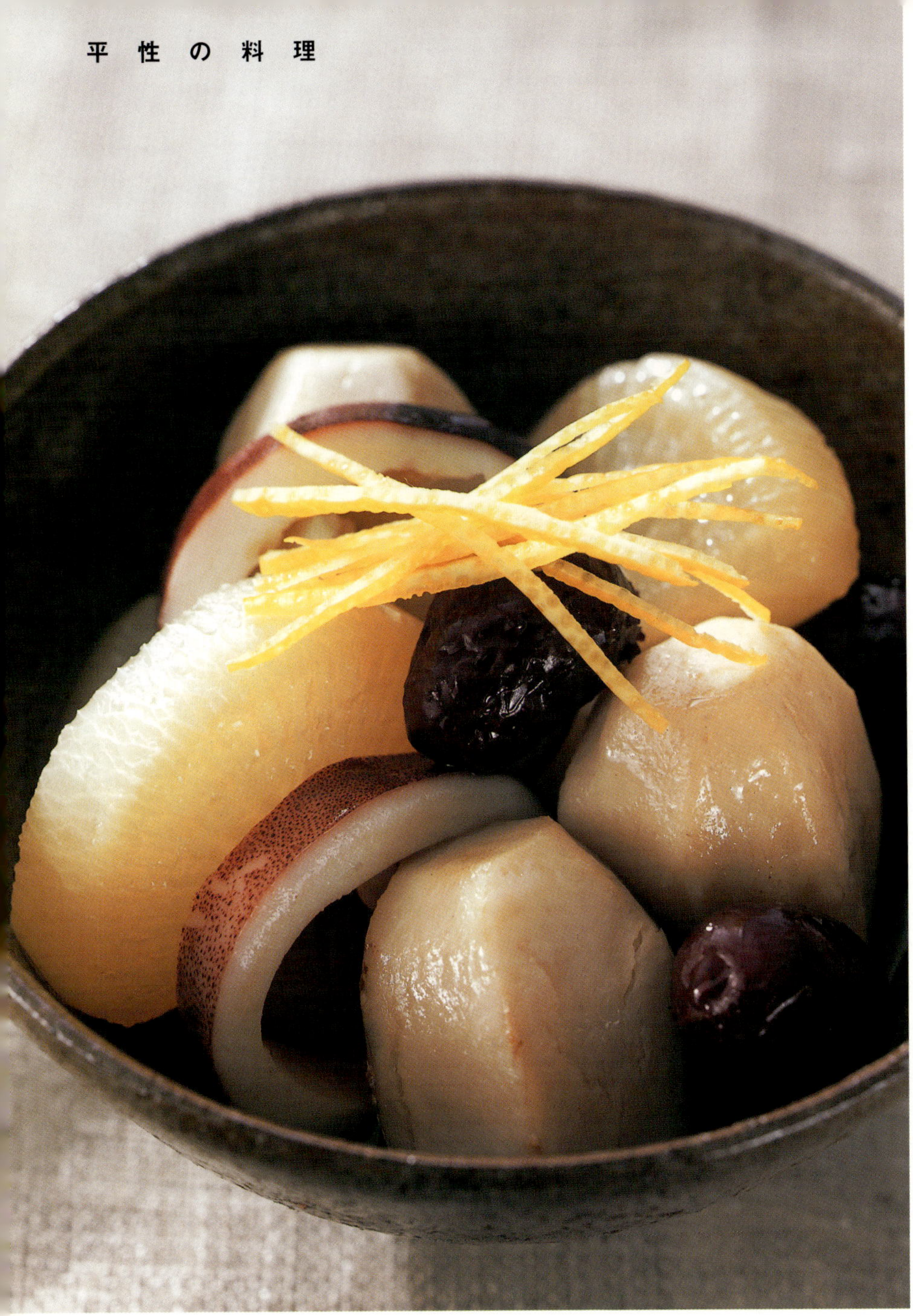

イカと里芋と大根の煮物

イカは良質のたんぱく源で脂質が少なく低カロリー。ダイエットなどカロリーが気になる人にも安心。

◉**材料**／4人分

スルメイカ……大1杯
里芋……200g
大根……400g
なつめ……8個
だし汁……3カップ
材料A
［砂糖・しょうゆ……各大さじ2
　みりん・酒……各大さじ2
塩……少量
ゆずの皮……適量

◉**作り方**

1 イカは胴から足をワタごと引き出す。胴を流水でよく洗って、2cm幅の輪切りにする。足も食べやすく切っておく。

2 里芋の皮をむき、塩でもみ洗いする。水から煮て沸騰したら火から下ろして冷水にとる。

3 なつめは、湯でもどす。

4 大根も皮をとり、太さにより2cmくらいの半月切り、または輪切りにし、下ゆでしておく。

5 だし汁に234を順番に入れてAと塩少量を加え、煮る。野菜に味がしみた頃、1のイカを入れ、少し煮て火を止める。

6 器に盛り、せん切りのゆずの皮を飾る。

◉**ポイント**

イカと里芋、煮た大根は平性の食物。イカの身には血を補う作用があり、里芋のぬめり（ガラクタン）には降圧作用があるともいわれる。どんなタイプの人にもおすすめの組み合わせ。

大豆とポテトのごま衣

香ばしいごまに包まれた大豆とポテトは子どもにも大人気。大豆のイソフラボンは骨の強化にも。

◉**材料**／4人分

水煮大豆・じゃがいも・たまねぎ……各140g
豚ひき肉……60g
枸杞《くこ》……大さじ1
塩……小さじ⅔
こしょう……少量
チキンコンソメ（固形）……½個
材料A（あえ衣）
「小麦粉……大さじ3
 とき卵……1個分
「白ごま・黒ごま……各大さじ3
揚げ油……適量
トマトケチャップ……少量

◉**作り方**

1 大豆は水切りし、ミキサーにかける。八分目程度で止める。

2 たまねぎはみじん切りにする。

3 枸杞は少量の湯でもどし、水気をふきとって粗く刻む。

4 じゃがいもは洗い、皮つきのまま蒸す。熱いうちにマッシャーでつぶす。皮も細かく混ぜ込む。

5 フライパンで油を熱し、たまねぎ、豚肉の順によく炒め、塩こしょう、コンソメで味をつける。

6 **1345**をボールに合わせて八等分にし、丸くしっかりと整形する。水分が多いときは、パン粉（分量外）を少量混ぜる。

7 Aを合わせたものをまぶす。180℃の油で揚げる。トマトケチャップを添える。

◉**ポイント**

大豆、豚肉、ごま、枸杞はすべて平性の食物。大豆はイソフラボン、レシチン、ビタミンE、カルシウムを含み、パワーアップの効果が期待できる。

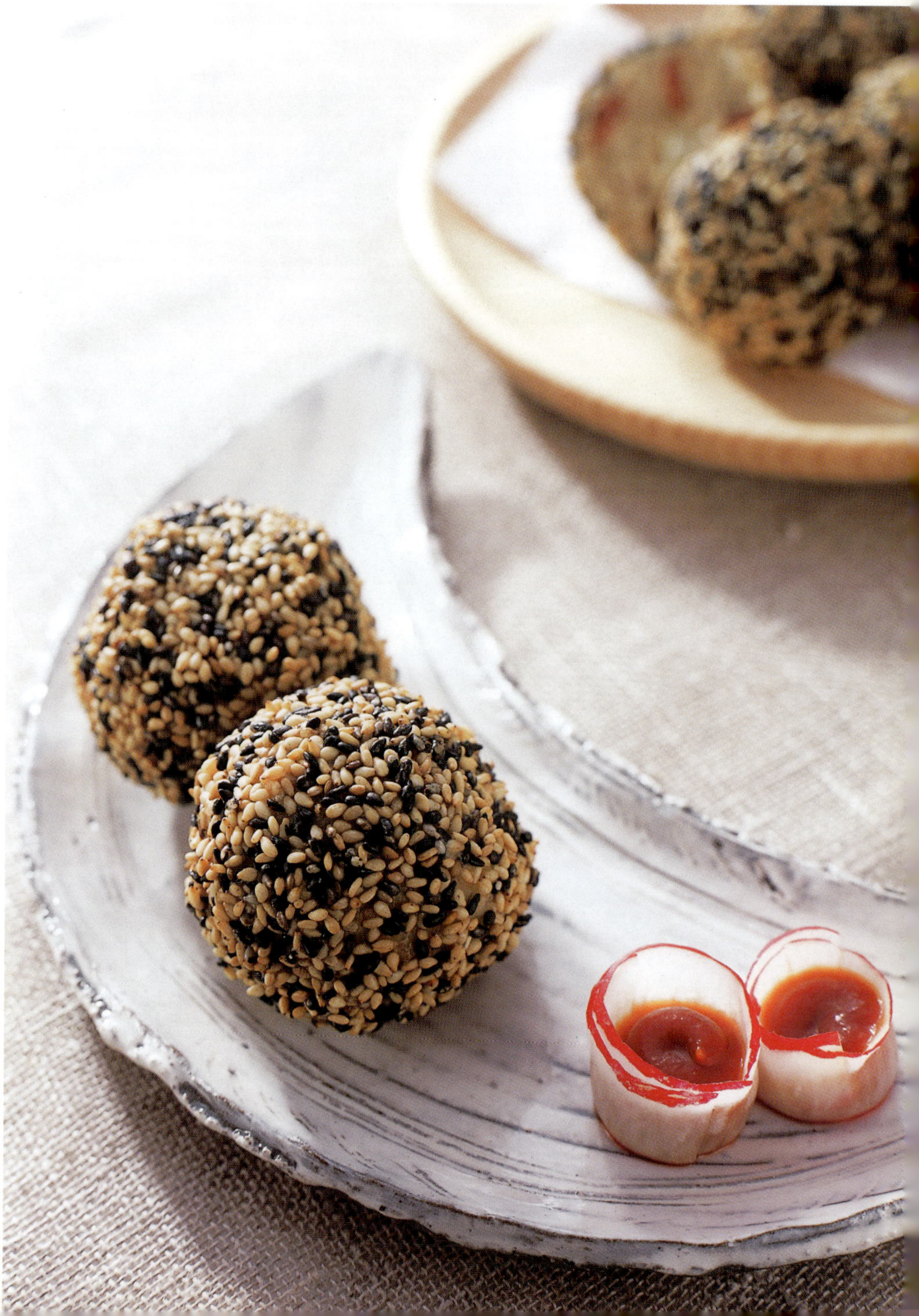

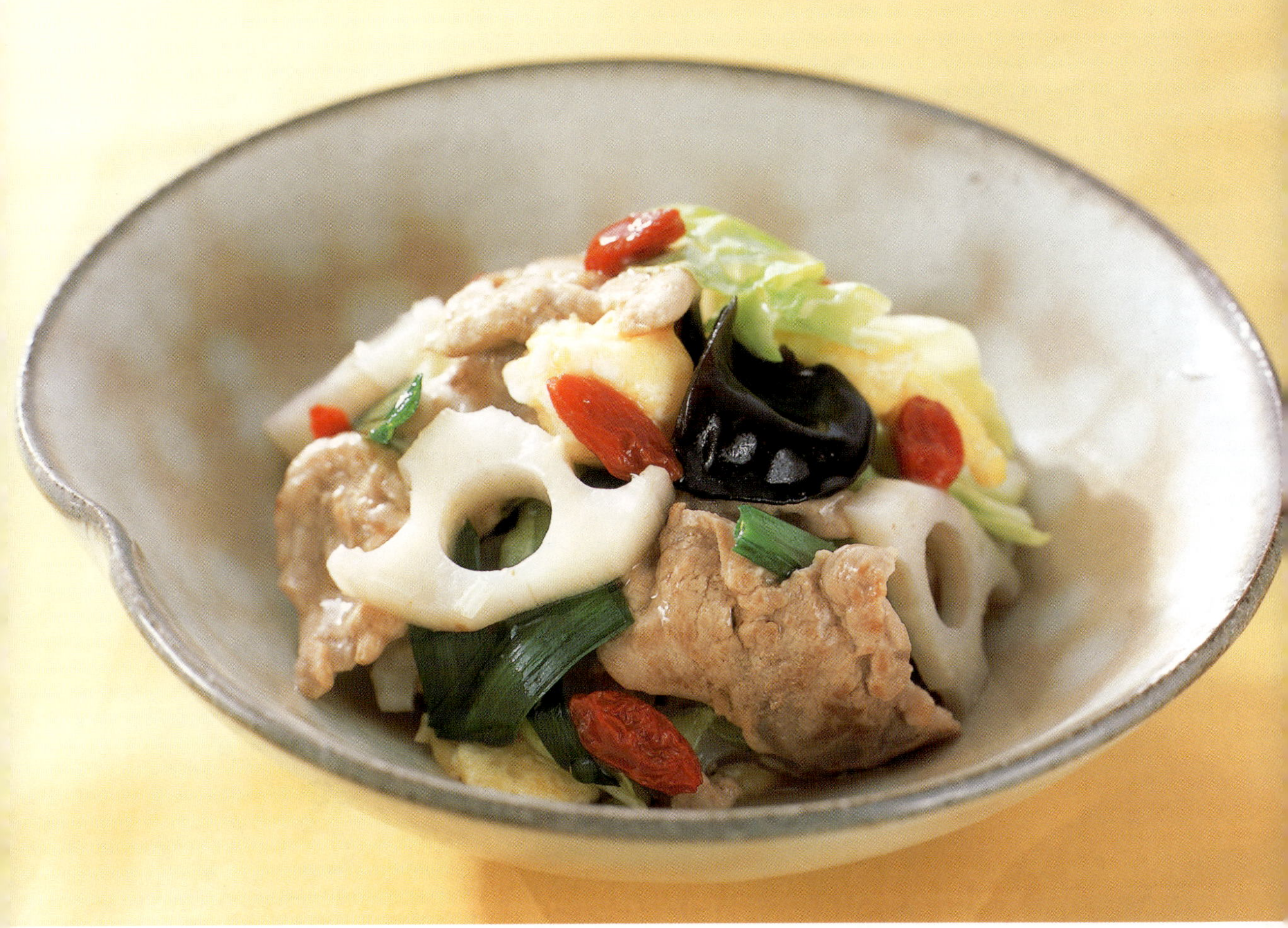

にらと蓮根の炒めもの

野菜をもりもり食べて元気いっぱい。にらが気血の巡りをよくするスタミナ増強メニュー。食物繊維もたっぷり。

◉材料／4人分

- にら……100g
- 蓮根……100g
- 卵……2個
- 塩・こしょう……各少量
- 油……大さじ2〜3
- キャベツ……100g
- 豚肉……120g
- 黒きくらげ……4g
- ねぎみじん切り・しょうがみじん切り……各大さじ1
- 枸杞《くこ》……大さじ1
- 材料A
  - 酒……大さじ½
  - カキ油……小さじ2
  - 砂糖……小さじ1
- 水溶きかたくり粉……大さじ2
- ごま油……少量

◉作り方

1 枸杞は湯でもどす。豚肉は塩こしょうする。

2 にらは4cmくらいの長さに切る。蓮根は皮をとり、うすくいちょう切り。黒きくらげは湯でもどして石づきをとる。キャベツは大きめの短冊切り。

3 卵を割りほぐし、軽く塩こしょうをし、油大さじ1で大きめのいり卵を作って別皿にとり出しておく。

4 油大さじ1〜2を追加して、ねぎとしょうがを入れ、豚肉、蓮根、キャベツ、黒きくらげ、にらを炒める。火が通ったらAを入れて塩こしょうで味をととのえる。水溶きかたくり粉を加えてサッとまとめ、仕上げにごま油を少々たらす。

5 4に3のいり卵をもどして全体を混ぜる。

6 器に盛りつけたら、上に枸杞を飾る。

◉ポイント

からだを温めるにらと冷やす蓮根に平性の食材を組み合わせて寒熱のバランスをとり、気血の巡りをよくするスタミナ補強の薬膳。

からだを巡る気・血・津液のバランスの大切さ。

健康なときはからだの中を過不足なく巡る気・血・津液。このバランスを崩すと、気力不足やめまいなどからだの不調を感じ、放っておくと病気にも。

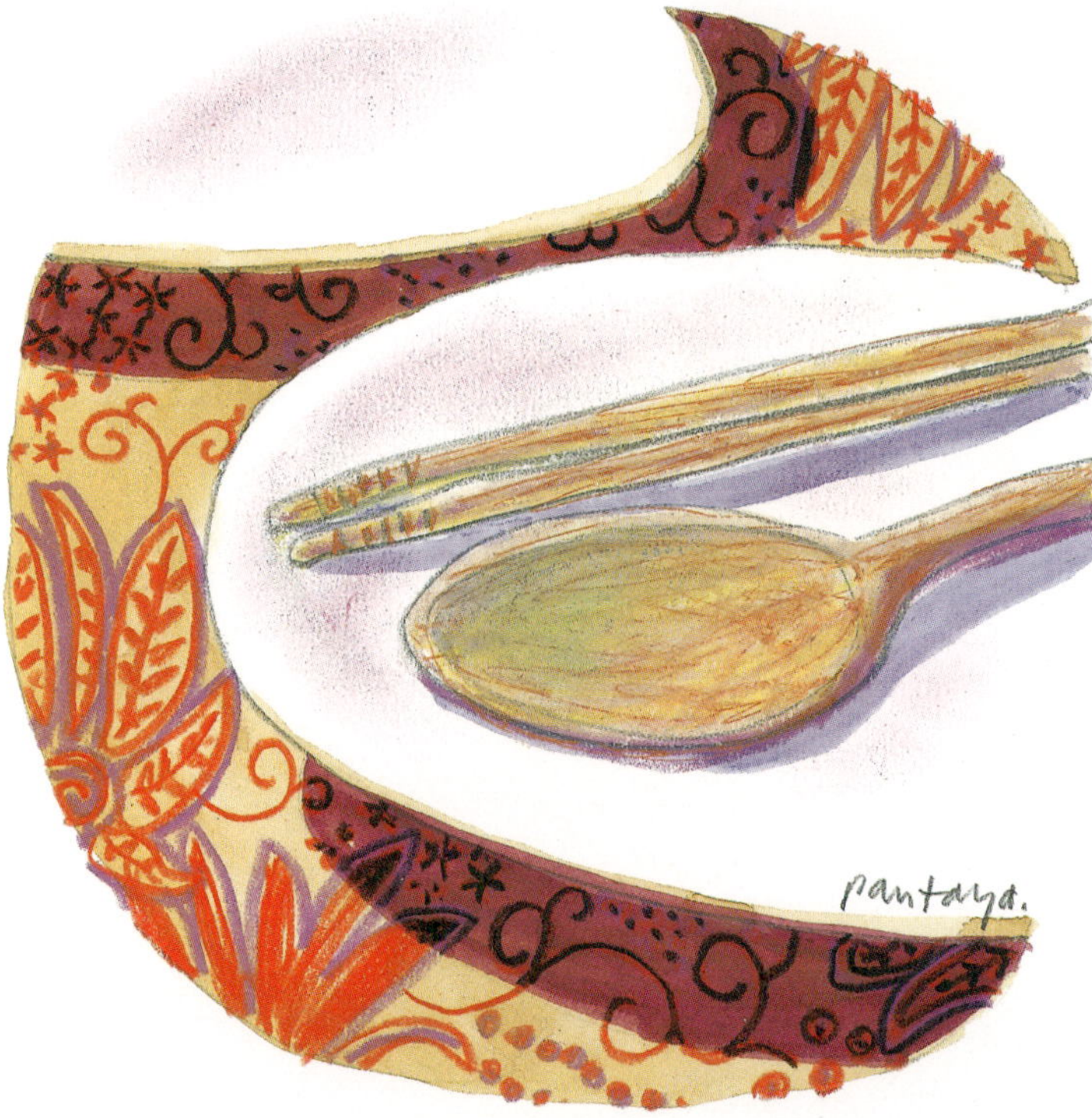

からだを巡る三つの物質

中医学には、からだの物質代謝を大きく気・血《けつ》・津液《しんえき》の三つに分けてみる方法があります。この三つの代謝が円滑に行われていれば健康な状態を維持することができますが、バランスを崩すと「未病」へとつながっていきます（表1）。

「気」は運動性があり、生命活動を支えるエネルギーで、血や津液を作り出しています。「血」は血液とその栄養作用のことで、「津液」はからだの中の水分の総称です。これらは、主に食べものを原料として作られ、絶えず補充されています。

食習慣を含めた生活習慣の偏りは、気・血・津液のバランスを崩す原因になります。食べることと同様に、運動をするなど、生活習慣の見直しも必要となります。

気虚

気の不足している状態。胃腸の働きが衰えると食べものをエネルギーに変える力が不足し代謝力が落ちてきます。

気滞

精神的ストレスや緊張感が長く続くと、自律神経が乱れて気の巡りが悪くなってきます。

血虚

貧血とまでいかなくても表のような症状が出てきたら血虚とみなします。栄養状態の低下した状態です。

瘀血

血液に粘性が出てサラサラ流れなくなると、毛細血管が詰まったり、破れやすくなったりします。打ち身や内出血、動脈硬化も瘀血に入ります。

陰虚

血液や津液をまとめて「陰分」と呼びますが、これらが不足してくると、ほてり感や微熱が出てきます。更年期以後に多く見られます。

痰湿

水分や冷たいものをとりすぎると、内臓の働きが低下し、排泄する力が不足して余分なものをためてしまいます。それを痰あるいは湿といいます。

表❶――気・血・津液の薬膳ポイント

	気		血		津液	
	気の不足（気虚）	気の停滞（気滞）	血の不足（血虚）	血の停滞（血瘀）	血と津液の不足（陰虚）	津液の停滞（痰湿）
主な症状	▶疲れやすい ▶体力不足 ▶息が切れる ▶汗が出やすい ▶かぜをひきやすい	▶わき腹が張る ▶胸が詰まる感じ ▶イライラする ▶ため息が多い ▶乳房が張る	▶皮膚につやがない ▶髪がパサつく ▶頭がぼうっとして集中力がない ▶目のかすみ ▶動悸・不眠	▶顔の黒ずみ ▶アザができやすい ▶肩こり ▶生理不順 ▶生理痛	▶手足のほてり ▶やせてくる ▶のぼせる ▶寝汗をかく ▶めまい・耳鳴り	▶からだが重くだるい ▶胃がもたれる ▶痰がからむ ▶おりものがある ▶雨天のとき体調が悪い
薬膳の方針	**補気** ▶気を補う	**行気** ▶気の巡りをよくする	**補血** ▶血を補う **補気**	**活血** ▶血の巡りをよくする **行気** **補血**	**補陰** ▶陰（血・津液）を補う **清熱** ▶余分な熱をとる	**健脾** ▶胃腸の働きを整える **利湿・利尿** ▶たまった水分を排泄する
意識してとりたい食物	**温熱性** もち米 桃 なつめ アナゴ エビ タチウオ 鶏肉 マトン	**温熱性** 小松菜 からし菜 しそ にら しょうが らっきょう ねぎ 陳皮（ちんぴ） 刀豆	**温熱性** 黒米 サバ マグロ イカ カツオ マトン	**温熱性** 小松菜 にら アジ サケ イワシ 酢 酒 黒砂糖 紅こうじ さんざし 紅花	**温熱性** なまこ	**温熱性** 陳皮 香菜 高菜 こんにゃく にんにくの芽
	平性 米 にんじん キャベツ かぼちゃ 山芋 じゃがいも さつまいも ぶどう カツオ 牛肉 牛乳 鶏卵	**平性** 春菊 たまねぎ	**平性** 落花生 黒ごま にんじん 金針菜（きんしんさい） ぶどう 龍眼肉 黒きくらげ 牛肉 牛レバー イカ タコ ウナギ スズキ カキ スッポン	**平性** 黒豆 あずき たまねぎ アワビ	**平性** 山芋 白きくらげ 黒きくらげ 豚肉 スッポン 枸杞（くこ） 黒ごま ムール貝 カキ ホタテ 牛乳	**平性** そらまめ えんどうまめ ささげ あずき 金針菜 とうもろこし にんじん スズキ イシモチ コイ ドジョウ くらげ
	寒涼性 小麦 大麦 粟（あわ）	**寒涼性** そば ゆず 大根（煮） 鶏の砂肝 ジャスミンティー	**寒涼性** ほうれん草 アサリ シジミ	**寒涼性** クワイ 蓮根 なす カニ うこん	**寒涼性** アスパラガス 百合根 ピータン 豆腐 鴨肉	**寒涼性** はと麦 もやし きゅうり 冬瓜 緑豆（りょくとう） 昆布 わかめ 茯苓（ぶくりょう）

アナゴとねぎの卵丼

疲れがとれないときや、もうひとがんばりするときの夜食にも。からだの底から力がふつふつと湧いてきます。

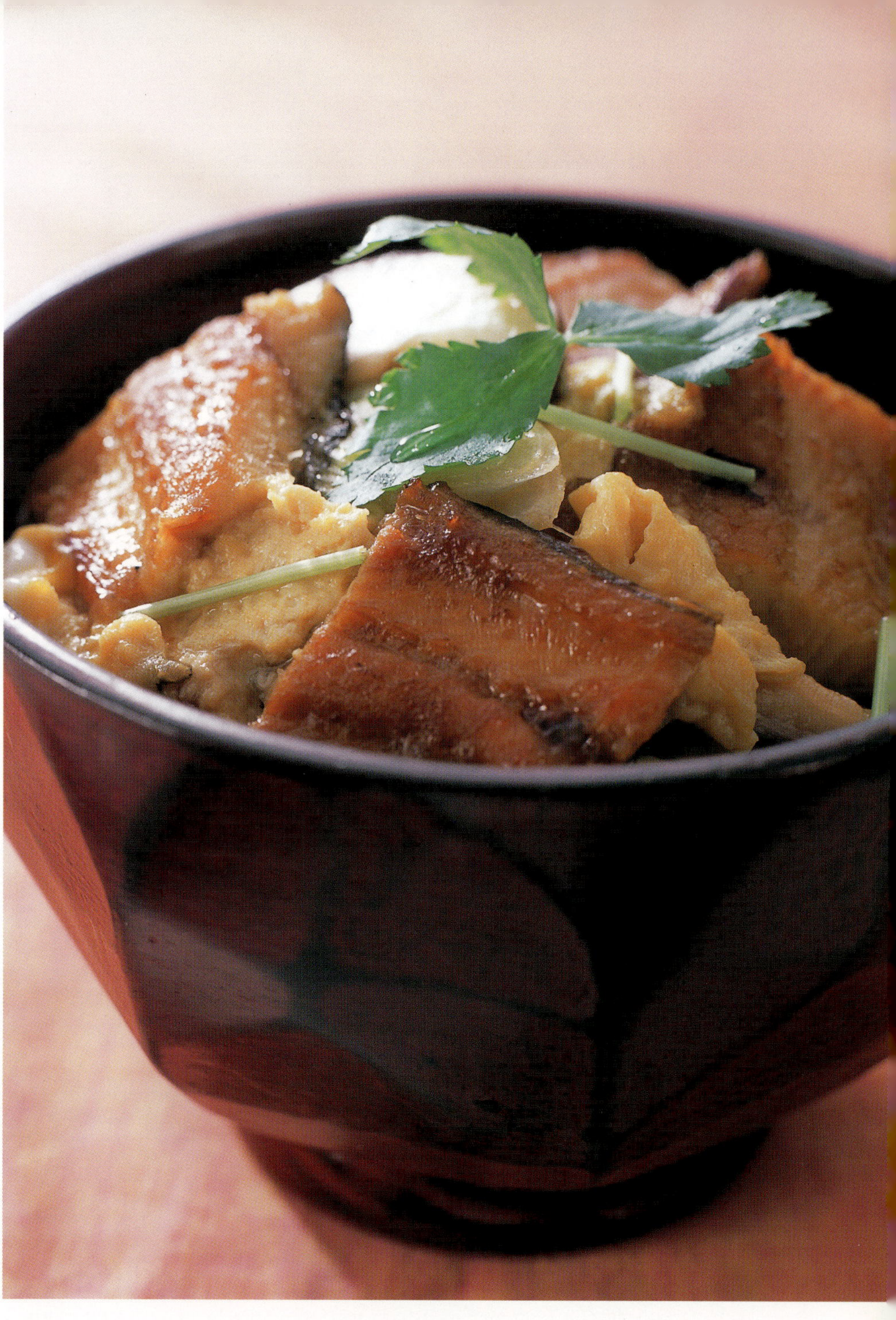

◉材料／4人分

ご飯……4人分
アナゴかば焼き……大2枚
ねぎ……1本
しいたけ……大4枚
卵……4個
みつば……適量
材料A
だし汁（カツオ節）……1カップ
砂糖……大さじ1
酒・みりん・しょうゆ……各大さじ3

◉作り方

1 ねぎは厚めの斜め切り、アナゴは3㎝幅、しいたけは1㎝幅に切る。

2 Aを煮立て、1を入れて煮含める。とき卵をまわし入れ、1〜2分蒸し煮する。

3 ご飯を盛って、2をのせる。みつばを2〜3㎝長さに切って散らす。

◉ポイント

アナゴはからだを温め、気を補ってスタミナをつける。ねぎも気の巡りをよくする。

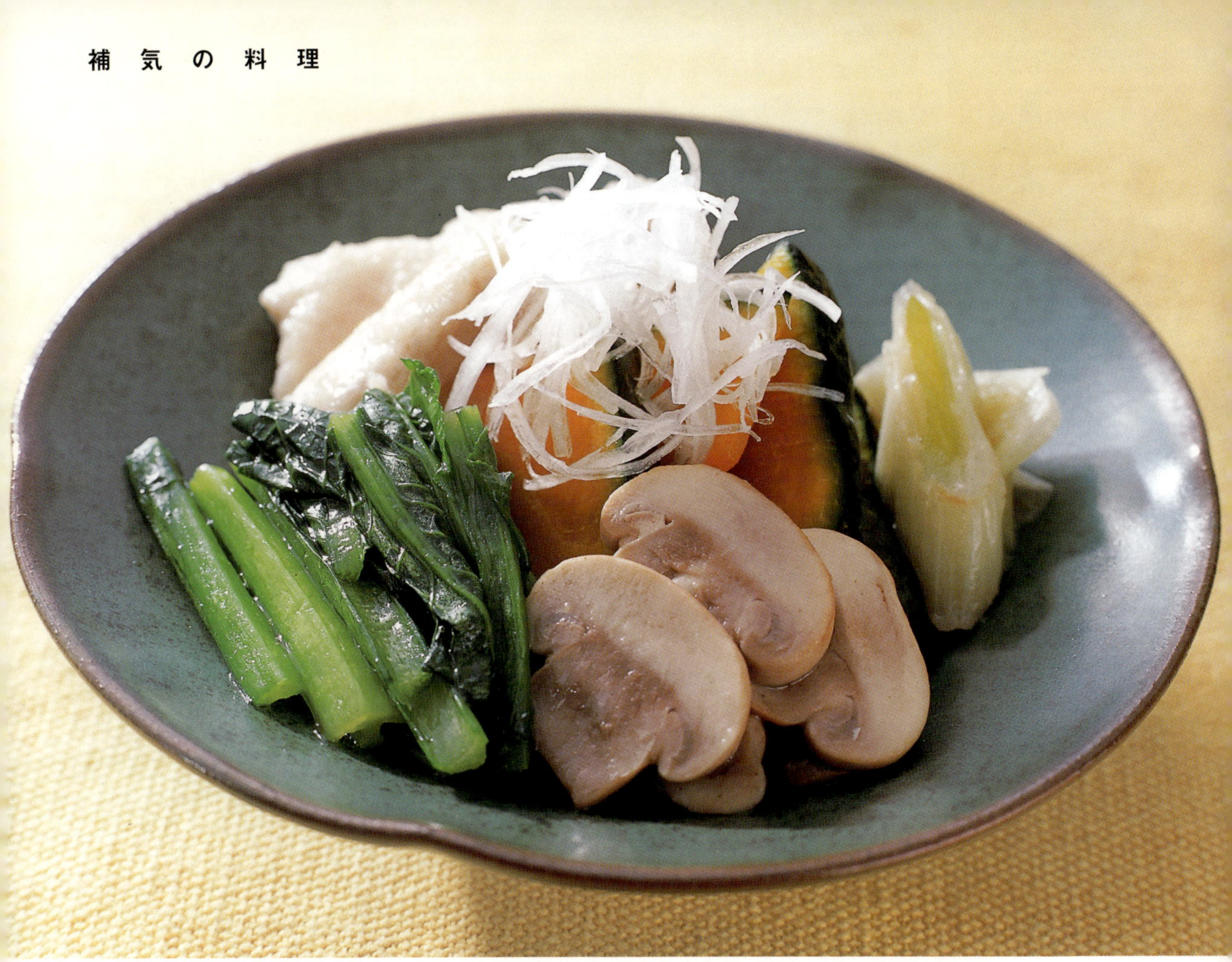

鶏とかぼちゃの煮物

体力増進の定番おかずに加えたい煮物。鶏肉とかぼちゃがからだの余分な水分を外に出して活動的に。

◉材料／4人分

鶏むね肉……150g
材料A
　酒・かたくり粉……各大さじ1
　卵白……½個分
　塩……小さじ⅓
　しょうが汁……少量
かぼちゃ……250g
ねぎ……1本
小松菜……100g
マッシュルーム……50g
油……大さじ2
材料B
　スープ……150cc
　酒・しょうゆ（薄口）…各大さじ1
　塩……小さじ⅓
　こしょう……少量

◉作り方

1 鶏肉は細切りにしてAで下味をつける。

2 かぼちゃは電子レンジにかけて少しやわらかくしてから5㎜幅に切る。

3 ねぎは適量を白髪ねぎにし、残りは斜め切りにする。

4 小松菜は5㎝長さに切る。マッシュルームはうす切り。

5 鍋に油を熱し、斜め切りにしたねぎを炒めて香りを出す。1を入れて炒め、2 4を加えてさらに炒める。Bを合わせたものを加え、少し煮る。

6 器に5を盛り、白髪ねぎを天盛りする。

◉ポイント

鶏肉もかぼちゃもおなか（脾胃）を温め気を補い、からだの余分な水分を排泄する。

タチウオの射《い》込《ご》み焼き

気を補い、からだを潤す、さっぱり味の一品。タチウオの活力で輝きをプラス。

◉材料／4人分

- タチウオ切り身（80g）……4切れ
- 酒・しょうゆ……各大さじ1
- 木綿豆腐……1丁
- じゃがいも……1/2個
- にんじん……1/4本
- グリーンピース……30g
- 卵……2個
- 油……大さじ1
- 材料A
  - マヨネーズ……大さじ2
  - 塩……小さじ2/3
  - しょうゆ……大さじ1
  - 砂糖……少量
- アルミホイル

◉作り方

1　タチウオは観音開きにして、酒、しょうゆを振りかけておく。

2　豆腐は水切りする。じゃがいも、にんじんは角切りして下ゆでし、グリーンピースもゆでる。

3　鍋に油を熱し、つぶした豆腐と野菜を炒め、Aを加える。とき卵を流し入れ、まとめる。

4　1の上に、3をのせて巻き、ホイルで包んで200度で12分オーブンで焼く。

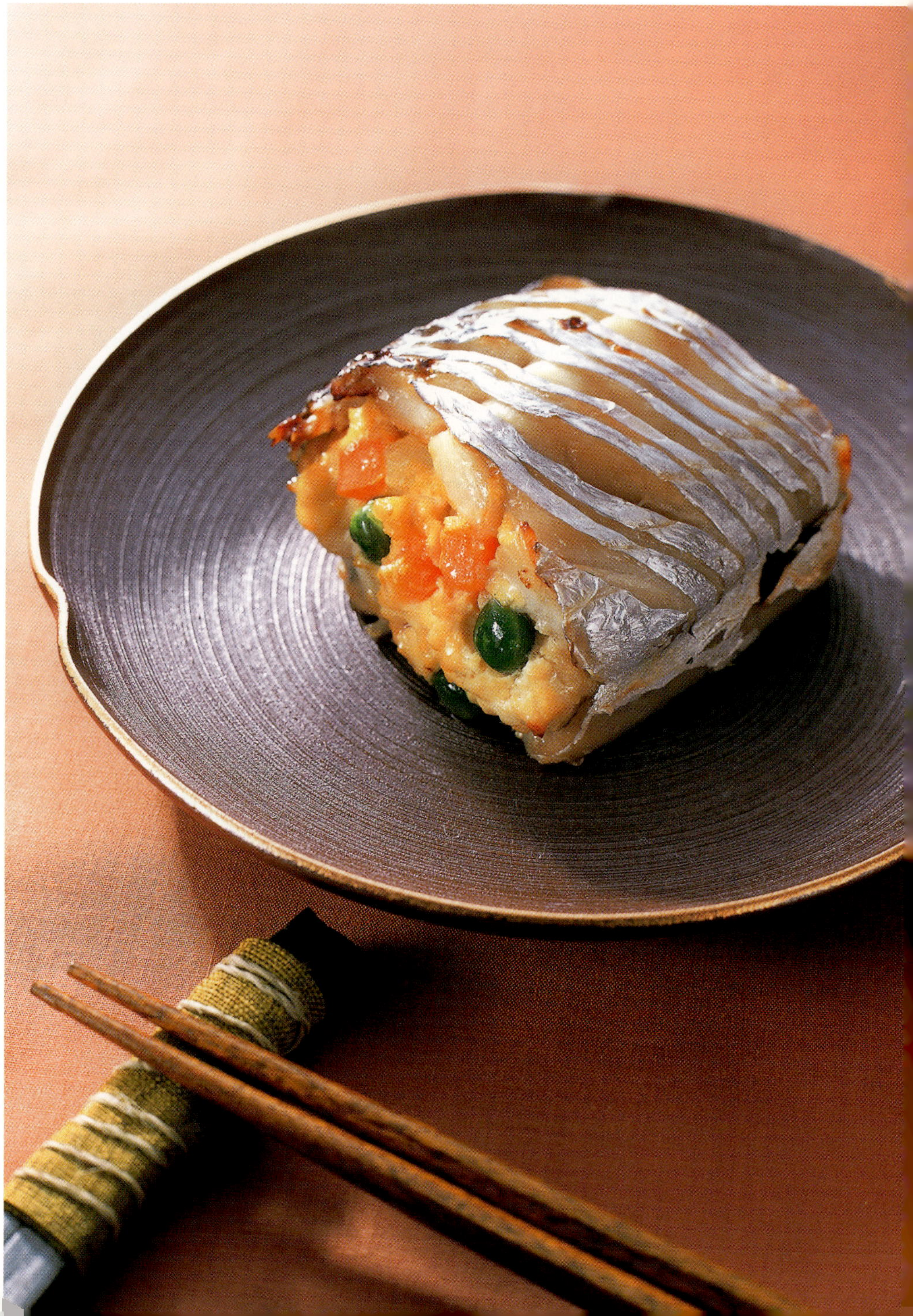

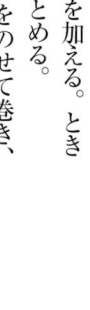

◉ポイント

タチウオと豆腐には、ともに気を補ってからだを潤す作用がある。皮膚が乾燥しやすい人におすすめの薬膳。

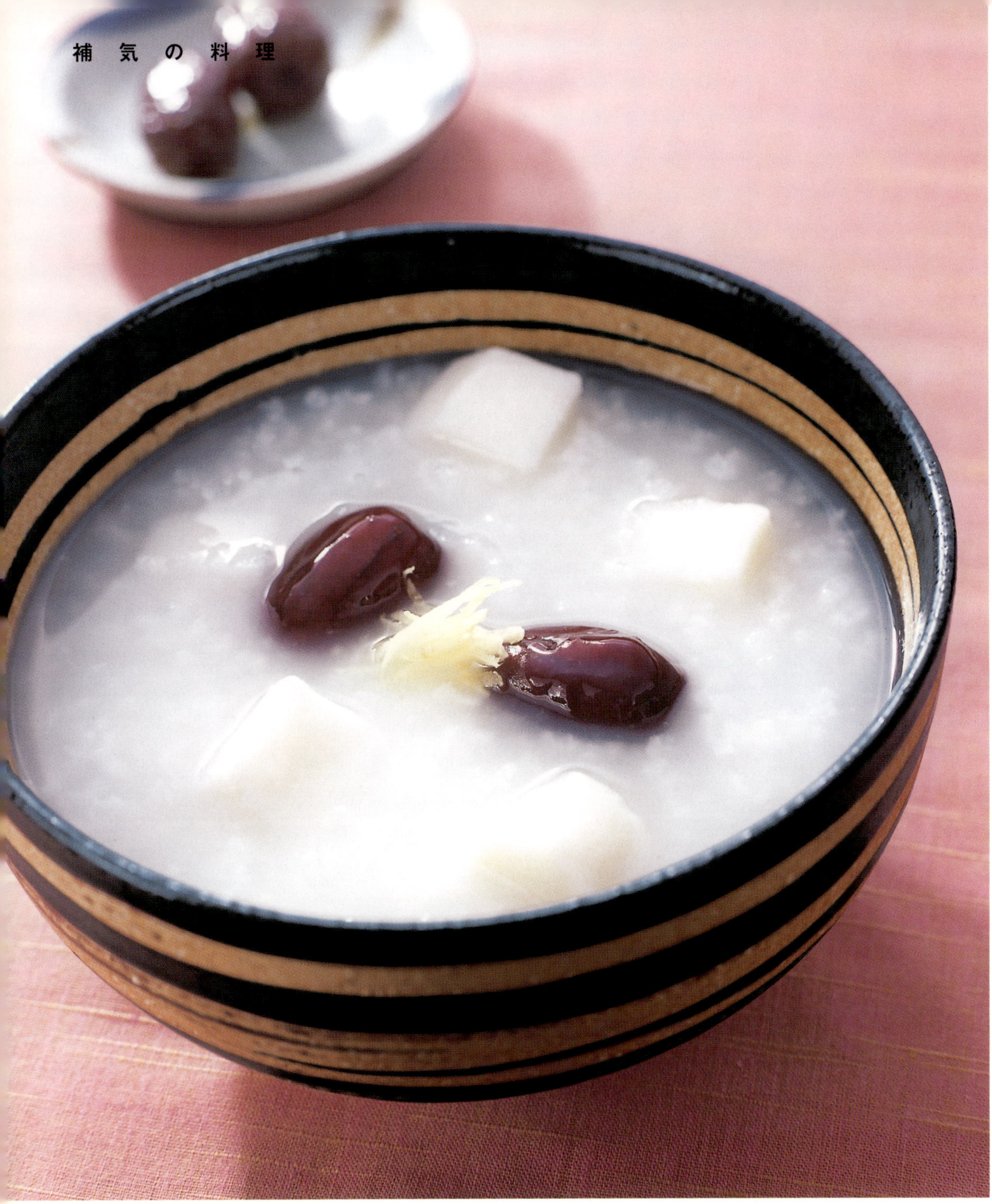

なつめと山芋のおかゆ

からだをいたわるというよりも、励ましてくれる、なつめと山芋のメリハリおかゆ。

材料／4人分

- 米……1カップ
- 水……10カップ
- なつめ……4個
- 山芋……200g
- しょうがせん切り……少量
- サラダ油……小さじ1

作り方

1 なつめは湯でもどす。山芋は皮をむいてサイコロ状に切る。

2 大きめの鍋に分量の水を沸騰させて米を入れる。再び沸騰したら、縦半分にしたなつめ、山芋を入れ、サラダ油をたらす。

3 弱火で40分炊いて、5分蒸らす。器に盛ってしょうがを飾る。

ポイント

なつめ、山芋、しょうがとも、からだを温め気を補う。胃腸の調子が悪く、疲れやすいときにおすすめのおかゆ。

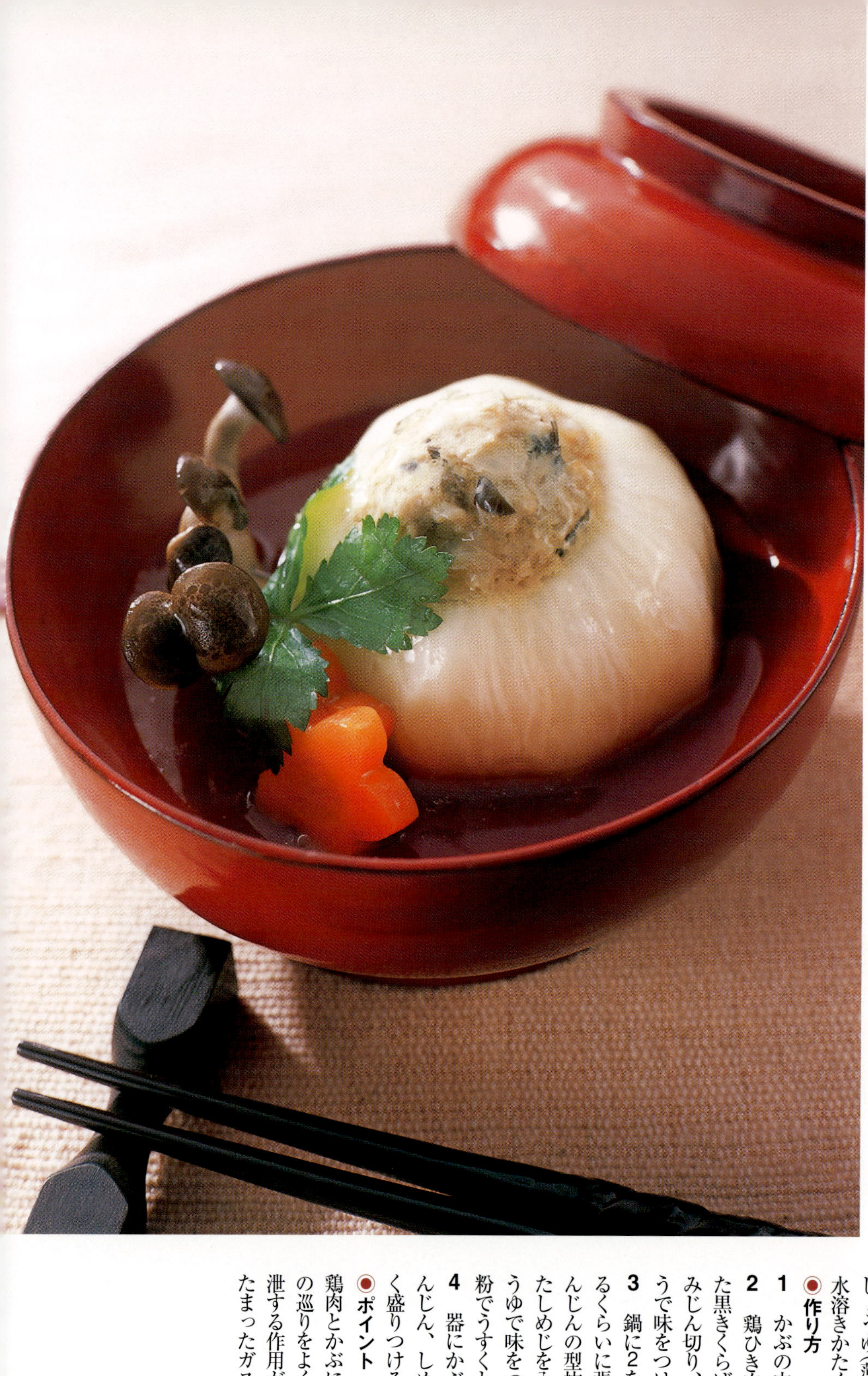

かぶのひき肉詰め野菜あん

疲れやだるさ、むくみなど、弱っているなというサインを感じたら食べる、元気ぎっしりの野菜あん。

材料／4人分

鶏ひき肉	120g
卵	1/2個
かぶ	4個
ねぎ	1/3本
黒きくらげ・みつば	各少量
塩・こしょう	各少量
だし汁	3カップ
にんじん	40g
しめじ	50g
しょうゆ(薄口)	大さじ1
水溶きかたくり粉	少量

作り方

1　かぶの中身をくり抜く。

2　鶏ひき肉にねぎ、水でもどした黒きくらげ、くり抜いたかぶのみじん切り、卵を混ぜ、塩こしょうで味をつけ、1に詰める。

3　鍋に2を並べ、だし汁をかぶるくらいに張って煮る。途中、にんじんの型抜き、食べやすく切ったしめじを入れる。煮えたらしょうゆで味をつけ、水溶きかたくり粉でうすくとろみをつける。

4　器にかぶとだし汁を入れ、にんじん、しめじ、みつばを彩りよく盛りつける。

ポイント

鶏肉とかぶにはからだを温め、気の巡りをよくし、余分な水分を排泄する作用がある。かぶは腸内にたまったガスも排泄する。

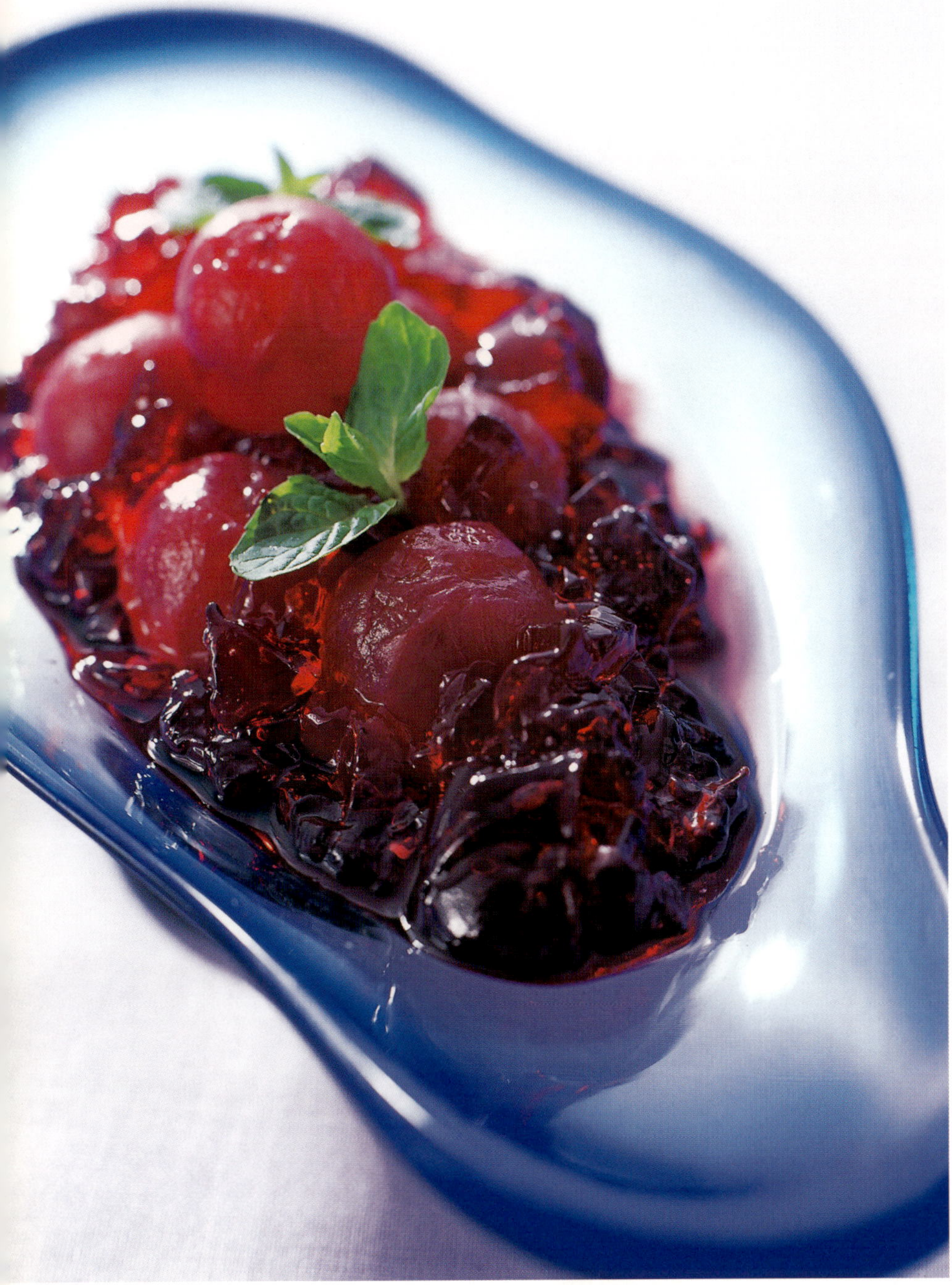

ぶどうのコンポート

ワインとぶどうをたっぷり使った大人向きのデザートで1日をすっきりリフレッシュ。貧血予防にも。

●材料／4人分

巨峰（種なし）……20粒
水……200cc
赤ワイン……100cc
白ワイン……50cc
ゼラチン……10g
砂糖……80g
レモン汁……大さじ1
ミントの葉……少量

●作り方

1 ゼラチンは白ワイン（水でもよい）でふやかしておく。

2 ぶどうは分量の水で煮て、沸騰したら火を止め、皮をとる。

3 2に赤ワインと砂糖を加え、10分煮る。ぶどうは別皿にとり出し、鍋に1のゼラチンを入れて溶かす。レモン汁を加える。

4 あら熱がとれたら冷蔵庫で冷やし固める。

5 フォークで粗く崩して器に盛り、中央にぶどうを置いてミントの葉を飾る。

●ポイント

ぶどうに含まれるブドウ糖や果糖はすばやくエネルギーとなり（補気）、疲れを回復させる。

薬味そば

熱を冷まして血圧を下げる薬味そば。のぼせやいらいらを解消して気分一新。

材料／4人分

- そば（乾）……400〜500g
- 鶏ささみ肉……100g
- ウナギ……1尾
- ねぎ……1本
- しょうが……1片
- みょうが……4個
- 青じそ……10枚
- ザーサイ……30g
- 大根おろし……1カップ
- （そばつゆ）
  - 煮干し……10尾
  - 昆布……10cm
  - 陳皮《ちんぴ》……10g
  - カツオ節……1カップ
  - しょうゆ・みりん……各½カップ
  - 砂糖……少量
  - 水……2カップ

作り方

1 そばつゆを作る。鍋に水、煮干しと昆布、陳皮を入れて30分浸し、火にかける。カツオ節と調味料を加え、2〜3分煮てふきんでこし冷ます。

2 そばはたっぷりの湯で芯がなくなるまでゆで、冷水にとって軽くもみ水気を切る。そば湯はとっておく。

3 鶏肉は蒸して細く割き、ウナギは食べやすく切る。大根はすりおろす。ねぎ、しょうがはみじん切り、みょうが、青じそ、ザーサイはせん切りにする。

4 器にそばを盛り、3の薬味を盛り合わせ、そばつゆを添える。

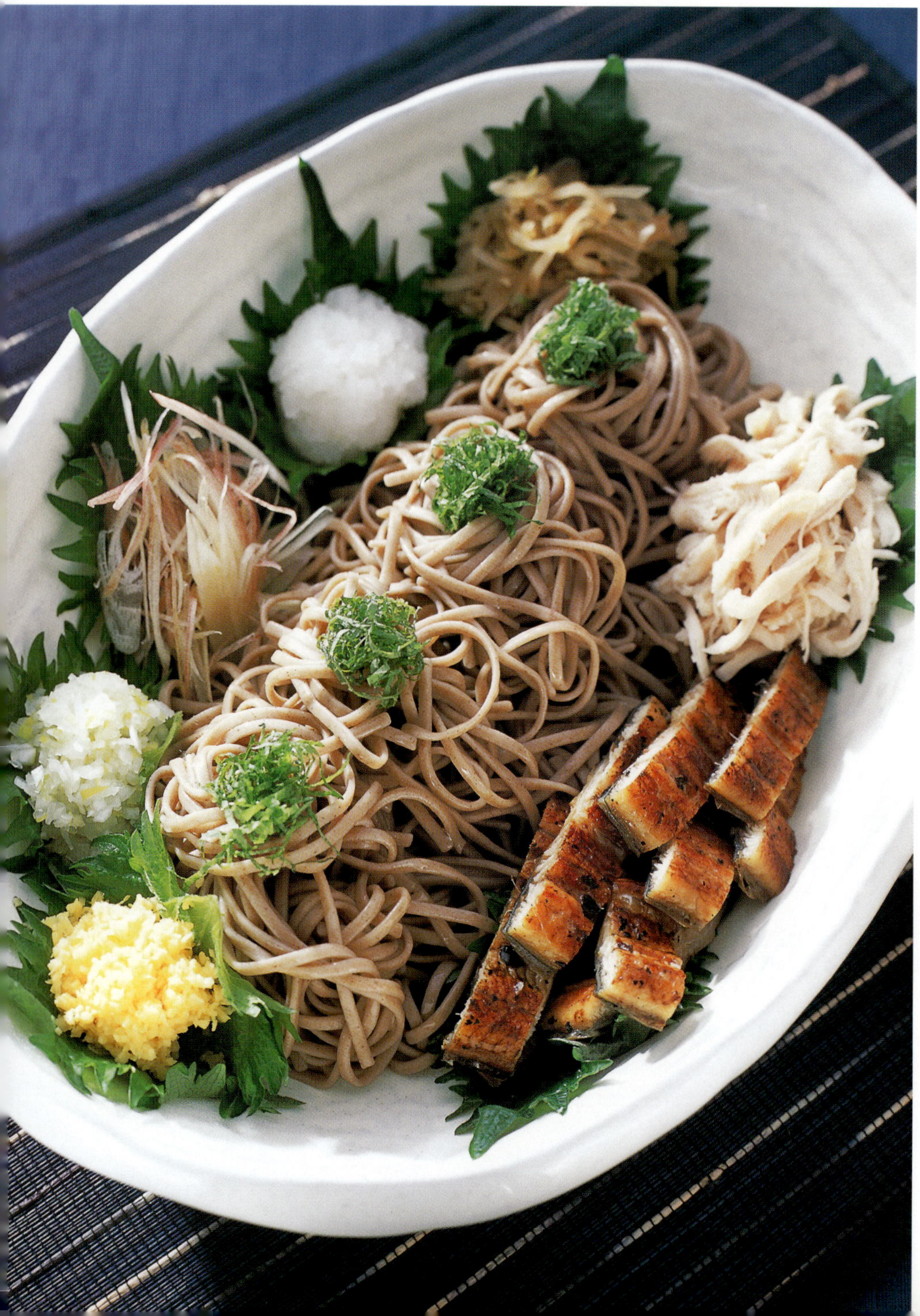

ポイント

そばはからだの熱をとってのぼせを冷まし、血圧を下げる作用がある。ねぎ、しょうがは気の巡りをよくする。

にらと小松菜のからしじょうゆ

からしじょうゆがぴりっときいて食卓のポイントになる一品。食欲のないときにも。

材料／4人分

にら……1束
小松菜……½束
枸杞《くこ》……大さじ1
材料A
しょうゆ……大さじ1強
酢……大さじ⅓
練りがらし……少量

作り方

1　にらと小松菜はそれぞれゆでて水を切り、絞って適当に切る。枸杞は湯でもどす。

2　Aをよく混ぜた中に、1を加えてあえる。枸杞を飾る。

ポイント

にら、小松菜、からしはともにからだを温め、気、血の巡りをよくする。

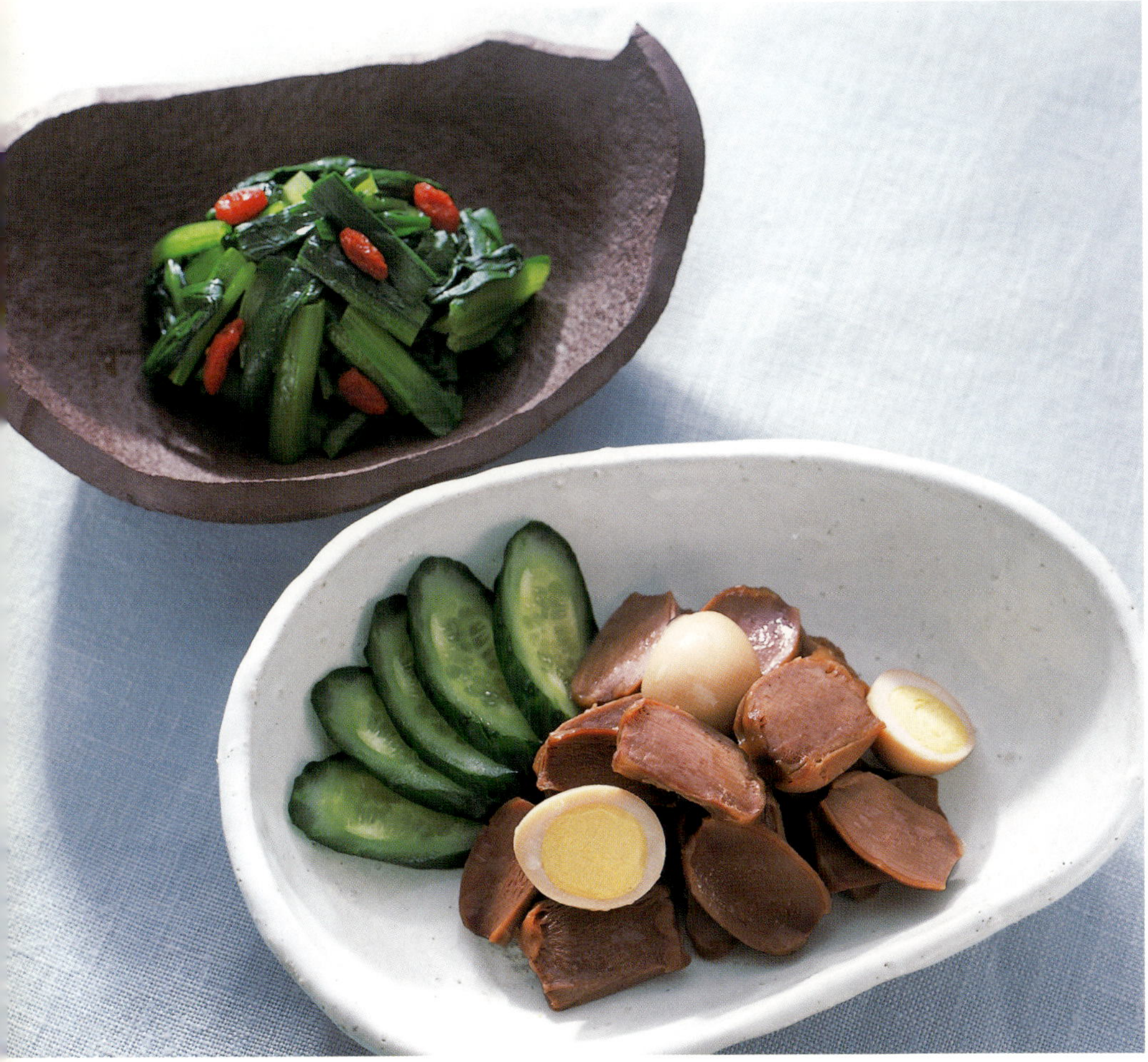

砂肝の八角煮

おつまみにも喜ばれる消化のよい料理。八角はスターアニスともいわれ痰を除き消化を助け口臭除去にも。

材料／4人分

砂肝……300g
ねぎ……½本
しょうが……2～3片
材料A
酒・しょうゆ……各50cc
八角……2～3個
水……½カップ
うずらの卵……4個
きゅうり……1本

作り方

1　砂肝はよく洗った後、ゆでこぼしてアクをとる。ねぎはぶつ切りにし、しょうがはうす切りにする。

2　Aを鍋で合わせて、砂肝とねぎ、しょうがを入れて弱火で30分ほど煮る。煮汁はとっておく。

3　うずらの卵は黄身が中心になるようにゆで、殻をむく。

4　きゅうりを板ずりし、斜めうす切りにして、皿に並べる。砂肝もうす切りにする。

5　とっておいた砂肝の煮汁で3を煮含め、縦半分に切って盛りつける。

ポイント

砂肝は煮ると硬くなるので消化が悪い食物だと思われがちだが、胃腸を助け、消化をよくする。八角には気の巡りをよくする作用がある。

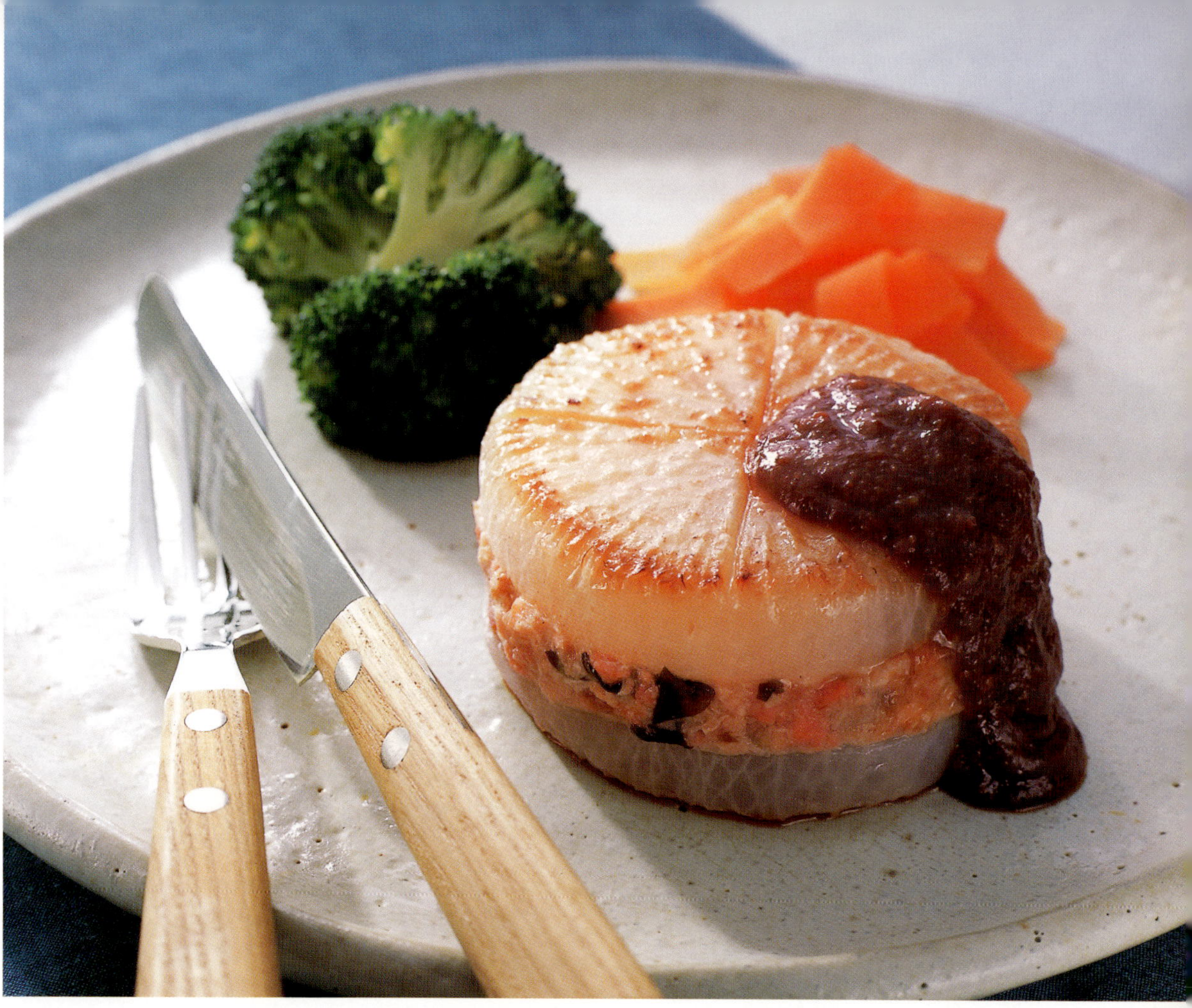

大根とサケ中骨のはさみ焼き

大根とサケがステーキに変身？　じゅうぶんメインディッシュになる風格。お魚を食べてほしい子どもにも。

材料／4人分

大根（太め）……20cm
だし汁（カツオ節・昆布）……4カップ
しょうゆ・酒・みりん……各小さじ1
黒きくらげ……少量
油……大さじ1

材料A
サケ中骨（缶詰）……100g
ねぎみじん切り……3cm分
しょうが汁……小さじ2
かたくり粉……大さじ1
一味唐辛子・しょうゆ・酒……各少量

材料B（練り味噌）
白味噌……50g
白すりごま……大さじ1
砂糖……大さじ1・1/2
だし汁……1/2カップ
しょうゆ・酒・みりん……各小さじ1
ゆずすりおろし……少量

ブロッコリー・にんじん……各適量

作り方

1 大根は四つに輪切りし、皮をむく。ひたひたのだし汁で竹串が通るまで煮る。しょうゆ、酒、みりん各小さじ1を加え、さらに10分ほど煮る。

2 黒きくらげは水でもどして食べやすく切る。

3 Aをいり煮し、2も加える。

4 Bを、とろりとするまで煮詰める。ゆず（または陳皮のみじん切り）を加えて、練り味噌を作る。

5 大根の水気をとり、2枚に切り3をはさむ。フライパンに油を熱し、両面に焼き目をつける。

6 皿に盛りつけ、練り味噌をかける。ブロッコリー、にんじんをゆでてつけあわせる。

ポイント

サケと煮た大根は両方ともおなかを温め、気の巡りをよくする（生の大根はからだを冷やす）。

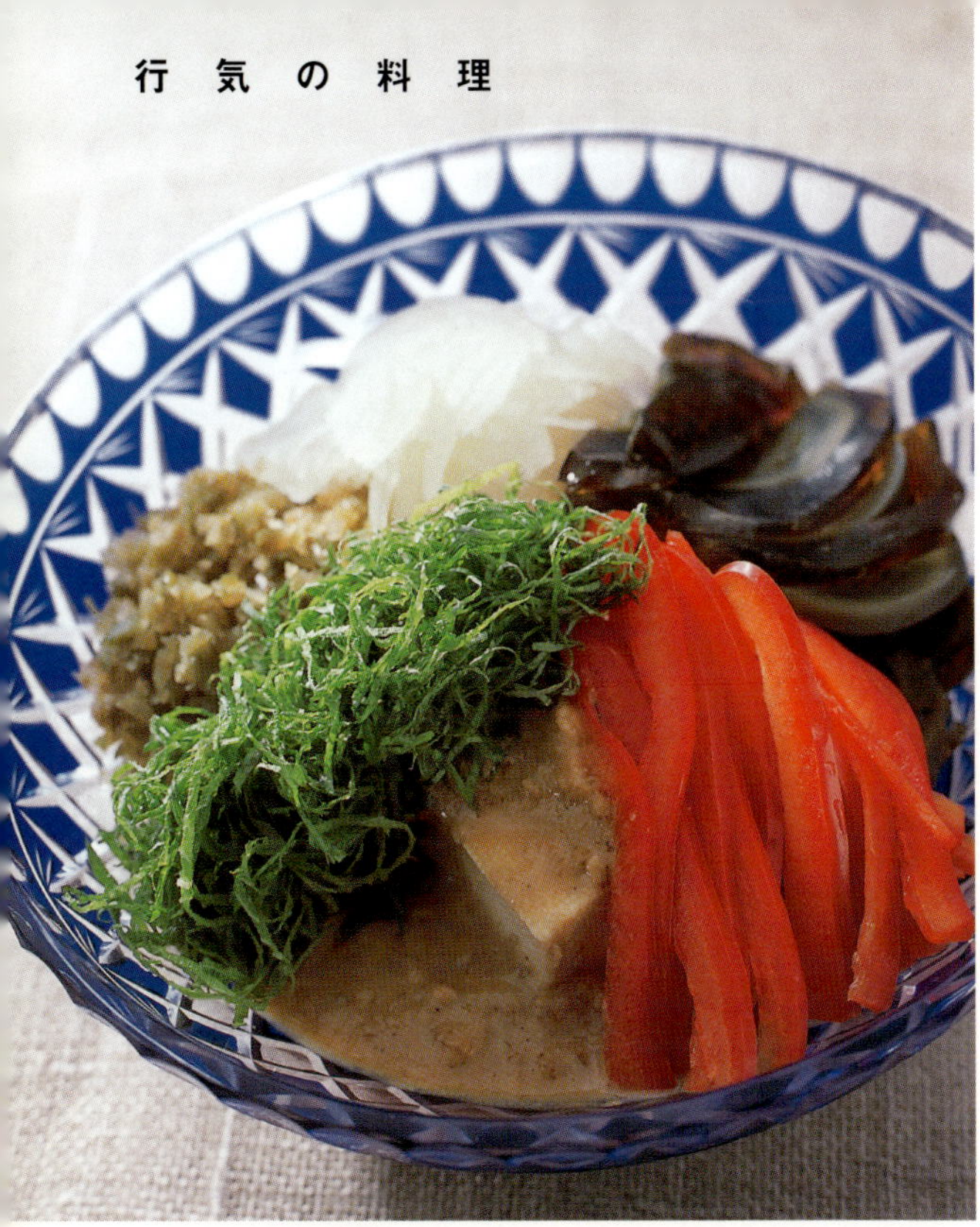

変わり奴

サラダ感覚の冷や奴は女性に大人気。ピータンは切ってしばらく置くと香りがおだやかに。

材料／4人分

木綿豆腐……1丁
ピータン……1個
らっきょう……8個
ザーサイ……50g
パプリカ(赤)……½個
青じそ……8枚
材料A
ねぎみじん切り……大さじ2
しょうがみじん切り…大さじ2
しょうゆ……大さじ2・½
酢……大さじ1・½
砂糖・ごま油……各小さじ1
練りごま……20g

作り方

1 豆腐は奴に切る。ピータンはくし型切り、ザーサイはみじん切りにする。

2 パプリカは細切りにしてさっと湯通しする。らっきょう、青じそはせん切りにする。

3 Aを合わせてタレを作り、盛りつける。

ポイント

らっきょう、ザーサイ、青じそはともにからだを温め、気の巡りをよくする。らっきょうに含まれる硫化アリルは、血行を促進する。

春菊とエビのくるみあえ

春菊もにらもさっとゆでるのがコツ。
肺を潤し乾燥から気管を守るので痰や咳止めとして。

材料／4人分

春菊……1束
にら……½束
エビ……小10～12尾
くるみ……30g
材料A
砂糖・しょうゆ……各大さじ1
塩……少量
だし汁……適量

作り方

1 春菊とにらはゆでて3cm長さに切る。

2 エビは背ワタをとり、塩ゆでして殻をむき、食べやすい大きさに切る。

3 くるみは香ばしくいり、すり鉢でする。Aを加えてさらにすり混ぜる。

4 3に1をほぐして入れ、2を加えてあえる。小鉢に盛る。

ポイント

春菊とくるみは、ともに肺を潤す作用があり、乾燥からくる痰や咳を止める。エビはからだを温め、スタミナをつける。老化防止におすすめの薬膳。

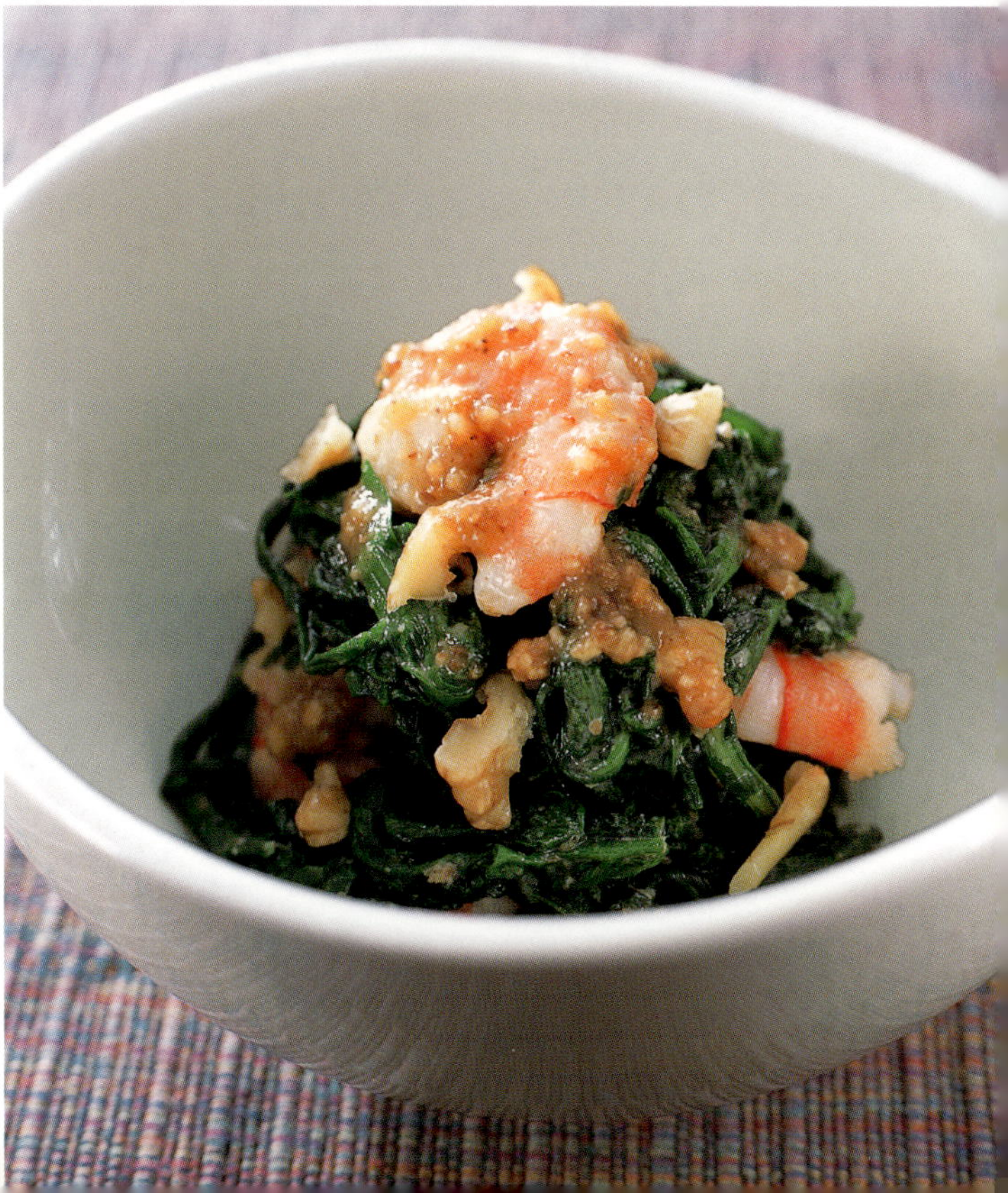

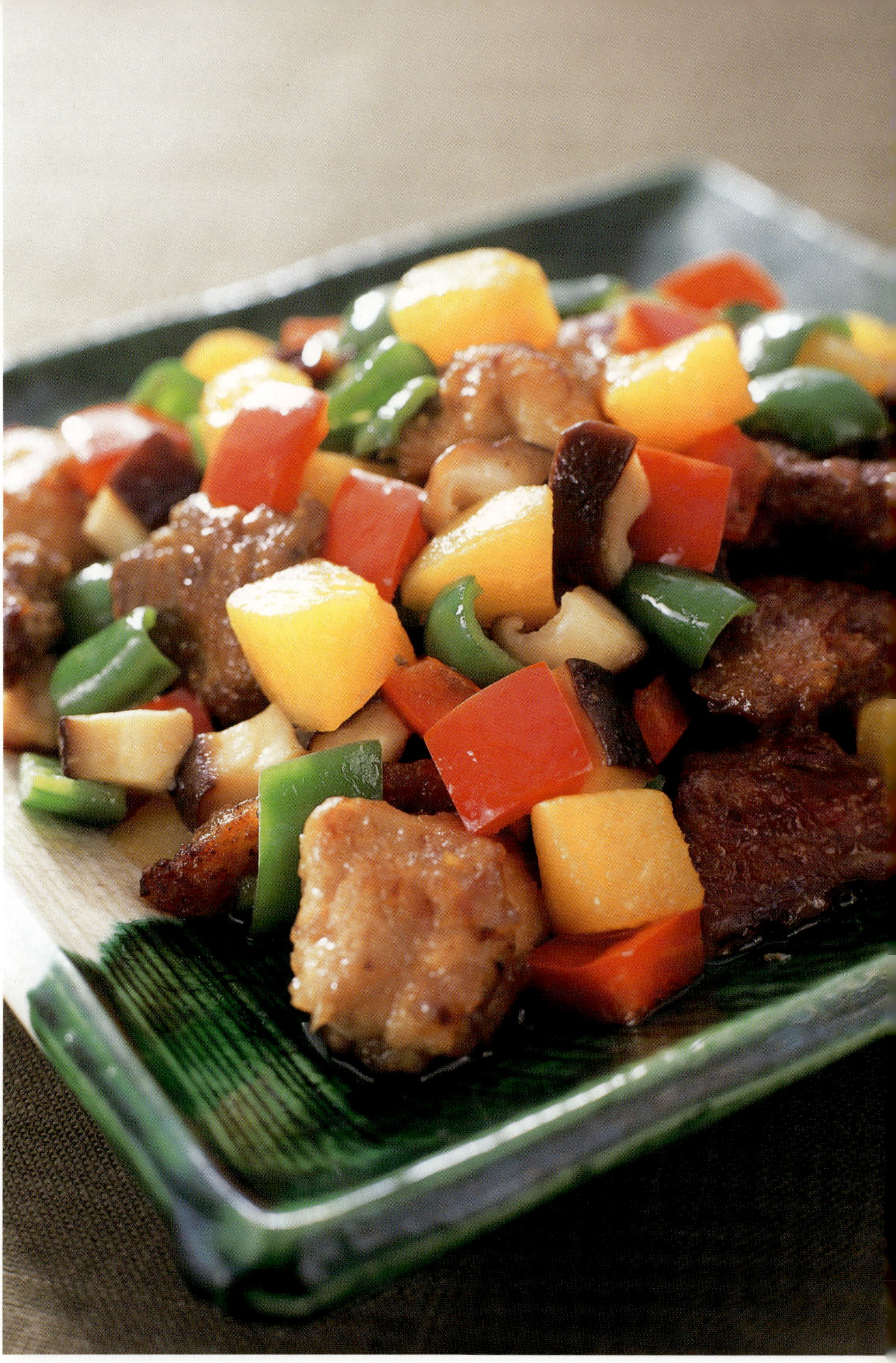

鶏レバーと鶏肉の炒め

肌がぴんとしてつやと張りをとりもどす。黄桃の甘酸っぱさはリンゴ酸やクエン酸で、食欲増進や疲労回復に。

◉材料／4人分

鶏レバー……100g
鶏もも肉……200g
酒・しょうが汁……各大さじ1
かたくり粉……小さじ1
青ピーマン……3個
赤ピーマン……1個
黄桃(缶)……2切れ
しいたけ……4～5枚
材料A
［酒・しょうゆ……各大さじ2
　砂糖……小さじ1弱
　塩……少量
油……大さじ2～3
水溶きかたくり粉……小さじ2

◉作り方

1　レバーは1.5cm角に切り、洗って下ゆでする。鶏肉はレバーの大きさに合わせて切り、一緒にして酒、しょうが汁を絡めておく。

2　青ピーマン、赤ピーマン、黄桃、しいたけもそれぞれ1.5cm角に切る。

3　中華鍋に油を熱し、1にかたくり粉をまぶして炒め、鍋から取り出す。

4　鍋をきれいにしてから再び油を熱し、2を炒め、3を入れた後Aを加えて調味する。水溶きかたくり粉でまとめる。

◉ポイント

鶏肉、レバーともビタミンAが多い。レバーにはB_{12}や鉄、銅も含まれているので、貧血や視力低下の予防におすすめ。

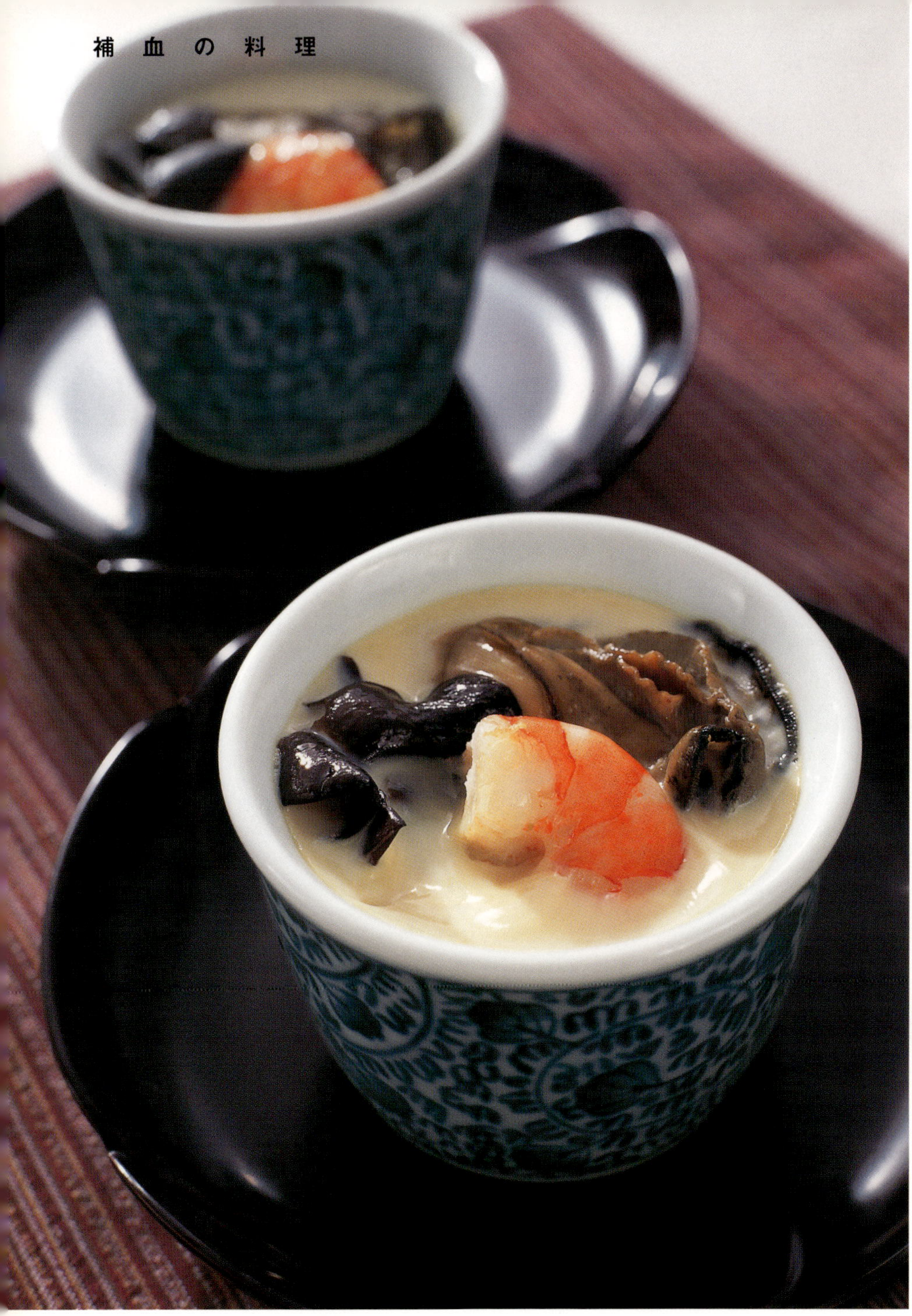

●材料／4人分

カキむき身……8個
エビ……小4尾
材料A
「だし汁……300cc
酒……大さじ1
みりん……大さじ1
塩……小さじ$\frac{1}{3}$
黒きくらげ……5g
材料B
「だし汁……適量
しょうゆ(薄口)……少量
卵……2個
しょうが汁……少量
枸杞《くこ》……大さじ2

●作り方

1 Aは煮立て、冷ましておく。

2 カキは洗う。エビは殻と背ワタをとり、枸杞は水でもどす。黒きくらげは、Bで下煮する。

3 卵を割りほぐし、1としょうが汁を加えて混ぜ、ザルでこす。

4 器に2を入れて3を静かに注ぎ、ふたをして湯気の立った蒸し器に入れる。中火で3分、弱火で15分ほど蒸す。

●ポイント

カキ、枸杞ともに肝機能改善作用がある。疲れやすい人、目がかすむ人におすすめ。

カキと枸杞の茶碗蒸し

ふっくらしたカキとエビの入った滋養のある茶碗蒸し。体力がなくて疲れやすい人や目のかすみ、貧血予防に。

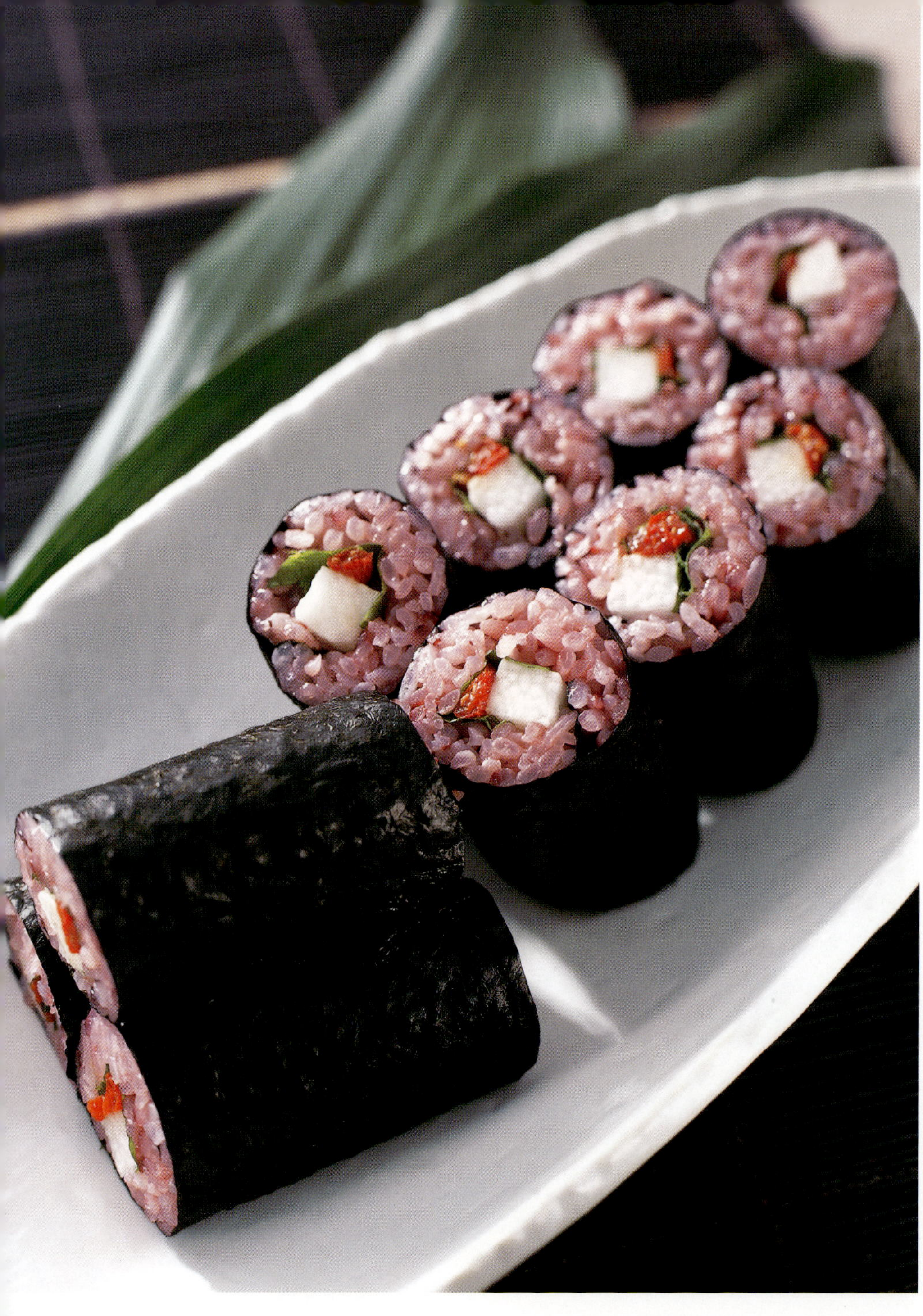

黒米の細巻きずし

パーティーやお祝いにも最適な黒米入りの細巻きずし。
長芋は胃を保護し消化を助けるので新陳代謝を活発に。

材料／4人分

米……2・½カップ(800g)
黒米……大さじ1
長芋……20cm
青じそ……12枚
枸杞《くこ》……大さじ5
のり……4枚
材料A(合わせ酢)
　酢……大さじ4
　砂糖……大さじ3・½
　塩……小さじ1
巻きす

作り方

1　黒米と白米を混ぜて炊き、Aの合わせ酢ですしめしを作る。残った合わせ酢はとっておく。
2　枸杞を湯でもどす。長芋は皮をむき、1cm角で19cmの長さの棒を8本作る。それぞれに合わせ酢少量を絡める。
3　青じそは縦半分に切る。
4　巻きすにのりを敷き、すしめしを平らに広げ、青じそ、枸杞、長芋の順に置いて細巻きを作る。

ポイント

黒米には増血作用があり、長芋はでんぷんやたんぱく質の消化吸収力を高めるので、強精・強壮作用がある。

イカねぎ汁

血圧を正常に保つほか生理不順にも。イカは大根と煮るとやわらかくなるのでおすすめ。

材料／4人分

イカ（刺身用）……1杯
大根……200g
にんじん……60g
里芋……中4個
ねぎ……½本
しょうがうす切り……少量
水……3～4カップ
材料A
［味噌……大さじ1
［酒……大さじ1

作り方

1 イカはワタを抜いて胴は輪切りにし、足はざく切りにする。
2 大根、にんじんは皮をむいて乱切りにし、里芋は皮をむいて二つ～三つに切る。
3 鍋に、1 2としょうが、水3～4カップを入れて火にかける。
4 1のワタは絞り、Aを加え、よく混ぜ合わせておく。
5 大根が煮えたら4を加えて混ぜ、中火で10分ほど煮る。
6 ねぎの小口切りをのせる。

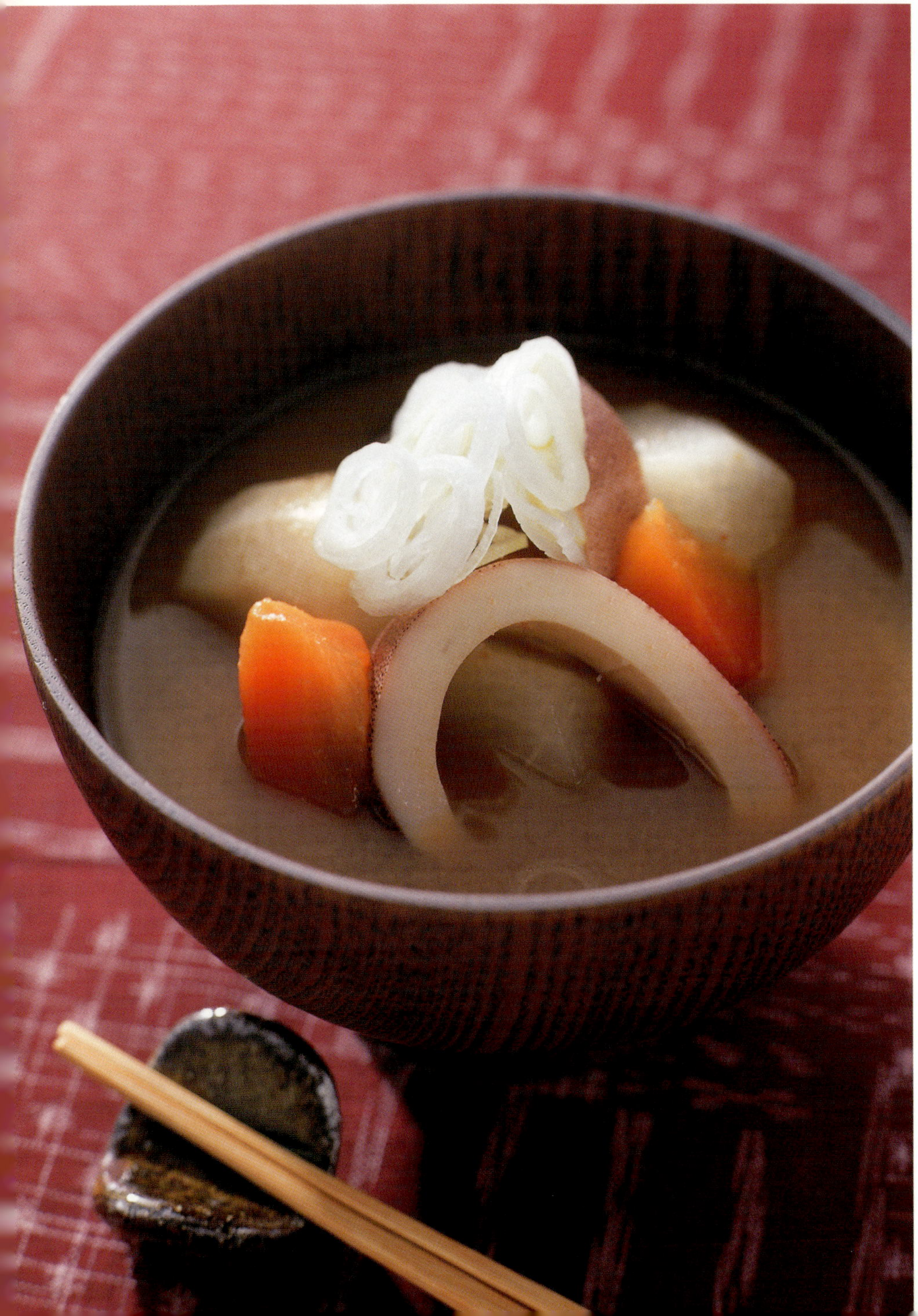

ポイント

中医学では女性の月経異常の補助食品としてよくイカを使う。血中コレステロールを下げるタウリンも含まれる。

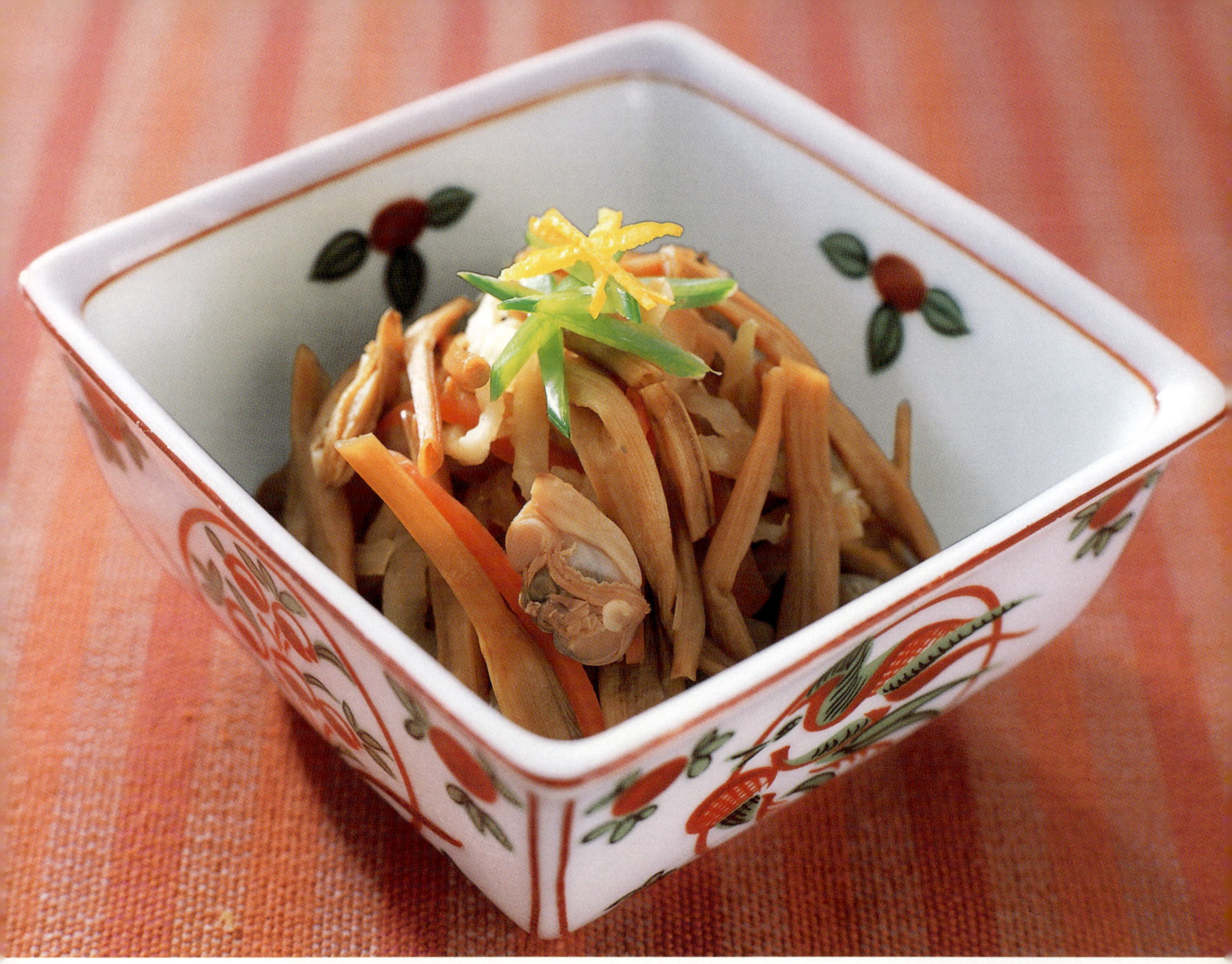

金針菜とアサリと切り干し大根の煮物

鉄分が多く貧血予防に。金針菜とはゆり科の花のつぼみを乾燥したもので、中国ではよく知られる香味野菜。

◉材料／4人分

金針菜《きんしんさい》(乾燥)	30g
アサリ(水煮缶)	60g
切り干し大根(乾燥)	30g
にんじん	40g
油揚げ	1枚
ゆずの皮	½個分(4g)
絹さやえんどう	10g
だし汁	2～3カップ
材料A	
酒・砂糖	各大さじ1
みりん・しょうゆ	各大さじ2
塩	少量

◉作り方

1 切り干し大根は水でもどし、食べやすい長さに切って水気を絞る。

2 金針菜はかぶるくらいのぬるま湯でもどし、硬い部分をとって半分に切る。もどし汁はとっておく。

3 油揚げは油抜きしてせん切りにし、にんじん、ゆずの皮もせん切りにする。絹さやえんどうはさっと塩ゆでしてせん切りにする。

4 鍋に切り干し大根と、金針菜のもどし汁、だし汁を合わせ、先に煮る。

5 4が煮えてきたら、にんじん、金針菜、油揚げ、アサリを入れてAを加え、汁気がなくなるまで煮る。

6 器に盛り、絹さやえんどうとゆずの皮を飾る。

◉ポイント

金針菜、アサリとも鉄分が多く補血作用がある。また両方とも利尿作用がある。

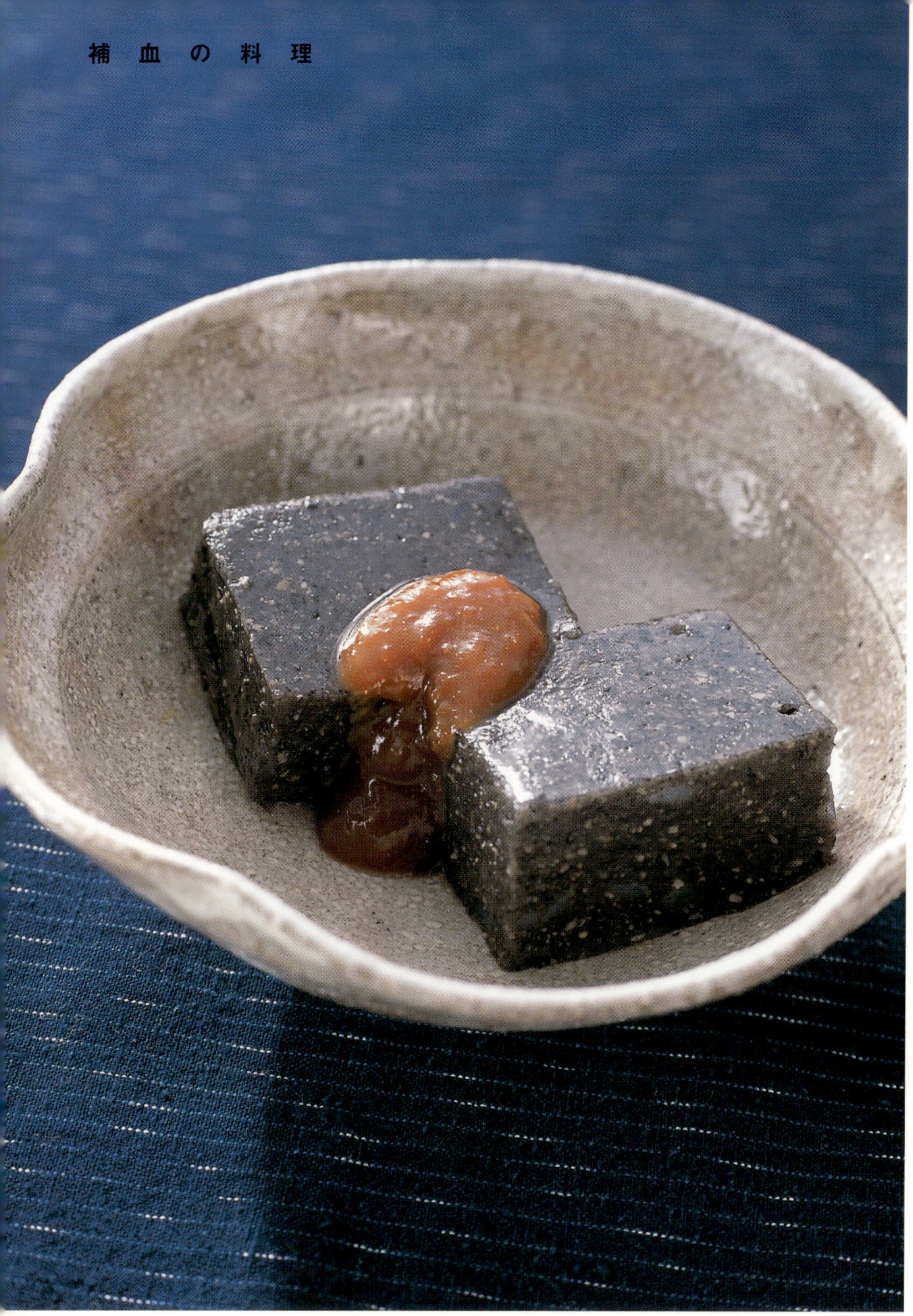

黒ごま豆腐

つまんで振っても崩れないほどの粘着力があり、しかも硬くないのがごま豆腐の条件。ほどよく冷やすとおいしい。

◉材料／4人分

黒すりごま……50g
くず粉……50g
みりん……大さじ1
砂糖……大さじ2
水……2カップ
材料A（練り味噌）
白味噌……大さじ3
砂糖……大さじ2
酒……大さじ1

◉作り方

1 鍋にくず粉を入れ、1カップの水を加えてよく溶かす。溶けたら残りの水、黒すりごま、みりん、砂糖を加えて木杓子で混ぜる。

2 鍋を火にかけ、中火でかき混ぜながら、透明感が出てくるまで練る。

3 バットを水でぬらし、2を流し入れて表面を平らにする。あら熱をとって冷蔵庫で冷やす。

4 Aを小鍋に入れ、よく混ぜて火にかけ、練り味噌を作る。

5 3が冷えたら、切り分けて器に盛り、4をかける。

◉ポイント

ごまは肝腎の働きをよくする。またからだを潤し、便通を改善する作用もある。

ウナギの押しずし

野の花を集めたようなおすし。
ウナギはスタミナをつけ、
血行を促進し、
冷え性や貧血を改善。

◉材料／4人分

ウナギ（かば焼き用・タレつき）……1尾分
ご飯……320g
錦糸卵……卵1個分
青じそ……12枚
材料A（合わせ酢）
紅こうじ……小さじ1
酢……大さじ3
砂糖……大さじ1
塩……小さじ$\frac{1}{2}$
押しずし型（22×8×5㎝）

◉作り方

1　炊き上がったご飯にAを混ぜてすしめしを作る。
2　ウナギはタレと一緒にフライパンでやわらかく蒸し煮して一口大に切る。青じそは縦半分に切る。
3　押しずし型にすしめしの半量をきちっと詰め、青じそを並べる。その上にウナギ、錦糸卵のそれぞれ半量を順に並べて重ねる。
4　3の上に残りのすしめし、錦糸卵、ウナギをきれいに並べる。重しをして、しばらく置く。
5　4を人数分に切り分け、器に盛りつける。
※押しずし型は弁当箱やプラスチック容器などで代用できる。紅こうじの代わりにウコンの粉末かターメリックを使ってもよい。

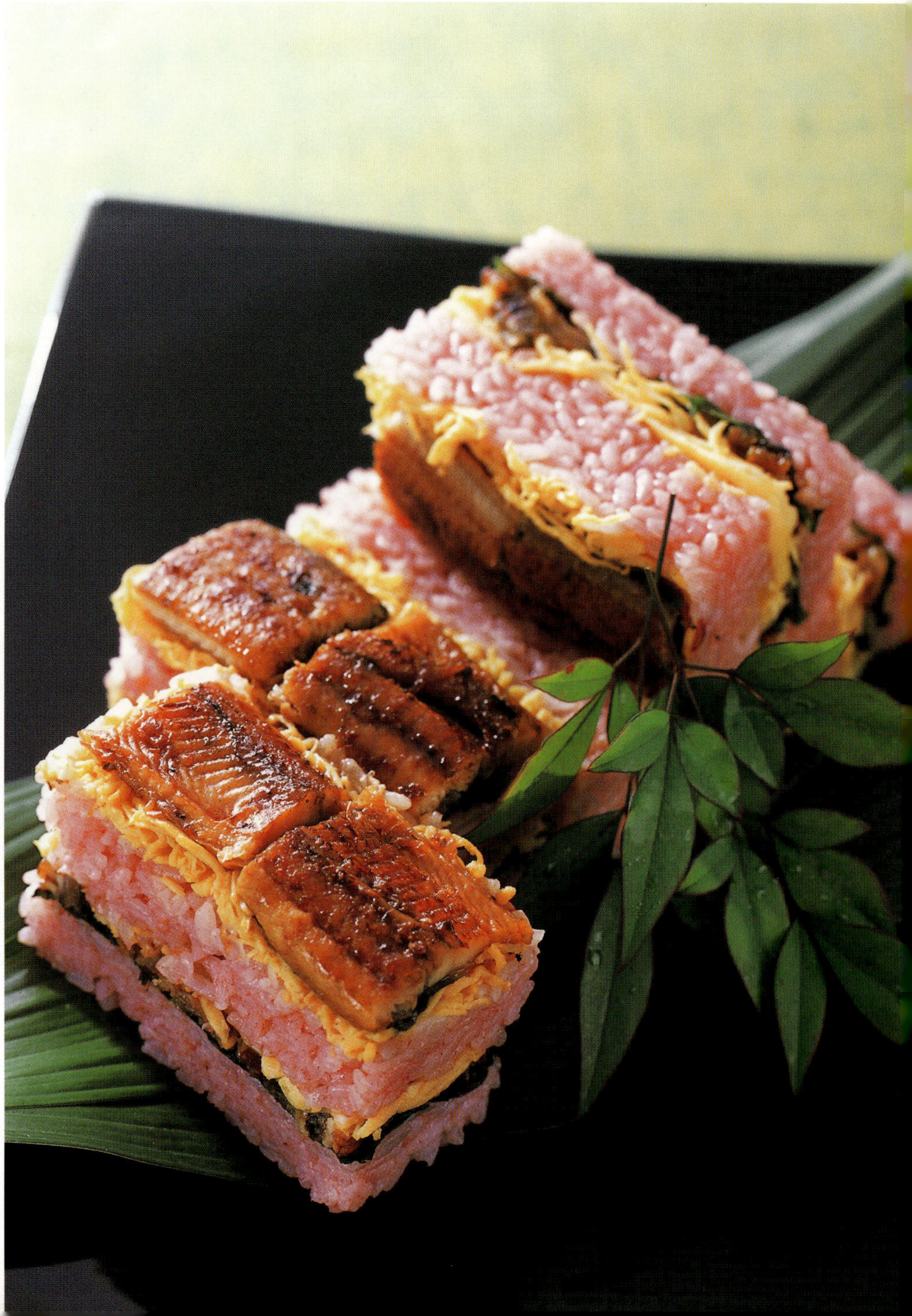

◉ポイント

ウナギには、補血作用のほかに古血を除いて血液を流れやすくする働きがある。酢も血行を促進する作用がある。

黒豆と落花生のサラダ

食べ忘れがちの豆をどっさり使った充実サラダ。脳を活性化して物忘れ防止にも。

材料／4人分

生落花生……………100g
黒豆……………30g
セロリ……………2本
花椒《かしょう》・油・しょうゆ……各大さじ1
塩・ごま油……………各少量

作り方

1 落花生はたっぷりの水でゆでる。黒豆も別にゆでる。

2 セロリは斜め切りにし、塩少量を振っておく。

3 鍋に花椒を入れ、からいりして油を加える。香りが鍋に移ったら、花椒はとり出して塩、しょうゆ、ごま油を入れる。

4 3のソースで1 2をあえる。

ポイント

落花生にはたんぱく質や脂肪、ビタミンEが多い。黒豆は健脳効果のあるレシチンを含むので脳を活性化する。

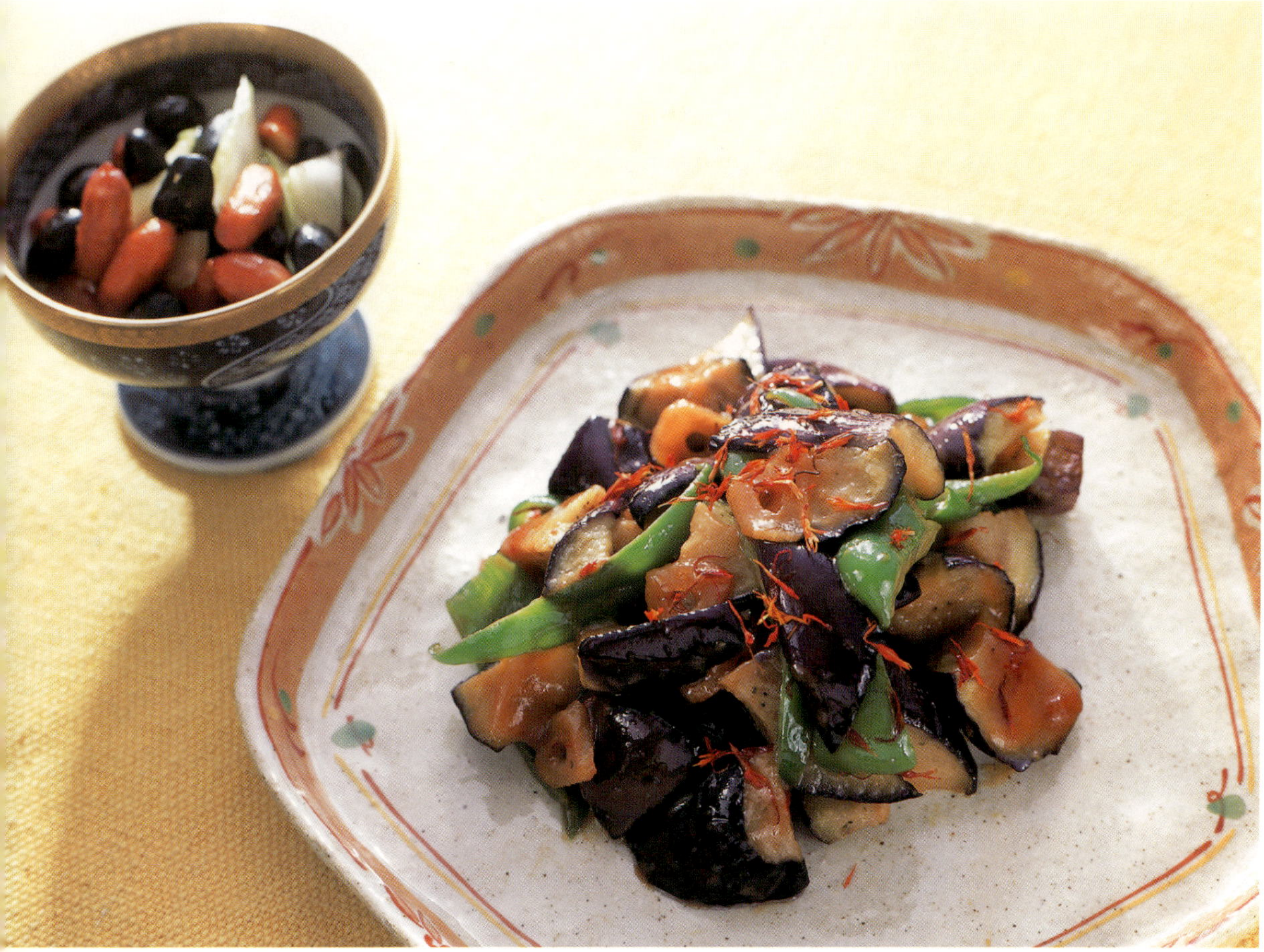

なすの紅花炒め

炒めたなすにピリ辛の味噌がきいた夏らしいメニュー。手早く作れるのでもう一品ほしいときにも。

材料／4人分

なす……………大4本
ピーマン……………2個
油……………大さじ2
にんにく……………4～5個
水……………50cc
紅花《べにばな》……………大さじ1～2
材料A
　唐辛子……………少量
　甘味噌・しょうゆ……各小さじ2
　砂糖・酒……………各大さじ1

作り方

1 なすとピーマンは乱切り、にんにくはうす切りにする。

2 Aは合わせておく。

3 鍋に油を熱し、にんにく、なす、ピーマンを炒める。途中、水（酒でも可）をまわしかけ、ふたをして蒸し煮する。

4 紅花を入れ、Aを加えて仕上げる。

ポイント

なすはからだの熱を奪って血流をよくし、紅花はからだを温めながら血行をよくする。

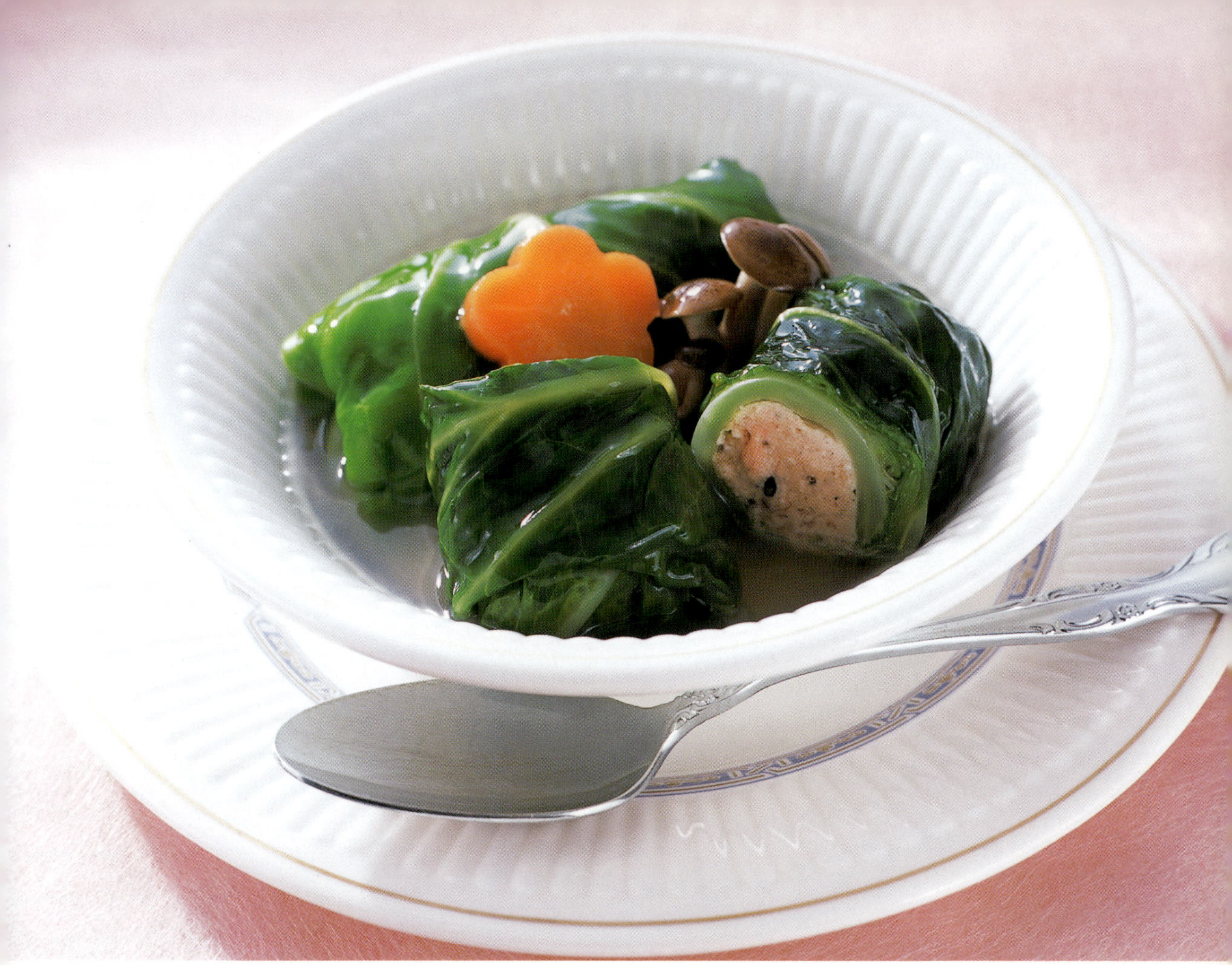

サケの和風ロールキャベツ

家庭料理として人気のロールキャベツを和風にアレンジ。ビタミンDやB群が豊富なのでスキンケアに。

◉材料／4人分

サケ切り身……120g
木綿豆腐……$\frac{1}{4}$丁
キャベツ……大葉4枚
にんじん……40g
しめじ……60g
しょうが汁……少さじ1
材料A
パン粉……大さじ1・$\frac{1}{2}$
とき卵……$\frac{1}{2}$個分
塩・こしょう……各少量
黒いりごま……小さじ2
だし汁……4カップ
しょうゆ……大さじ1
酒……大さじ2
水溶きかたくり粉……大さじ1
塩・こしょう……各少量

◉作り方

1 キャベツの葉を軽くゆで、広げて冷ましておく。キャベツの軸の太いところは包丁でもぎとって巻きやすくする。

2 サケの皮をとり適当な大きさに切る。豆腐は水切りする。

3 2とAを一緒にしてしょうが汁を加え、20秒ほどミキサーにかける。とり出して四等分し、キャベツの上にのせて包む。

4 鍋に3を巻き終わりを下にして並べ、だし汁をかぶるくらいに加え、落としぶたをして15分ほど煮る。

5 にんじんは型抜き、しめじは小房に分ける。

6 4にだし汁を加えて5を入れる。酒、しょうゆ、塩こしょうで味をととのえる。

7 ロールキャベツを器にとり出し、残った汁に水溶きかたくり粉でうすくとろみをつけ、上からかける。

◉ポイント

サケにはビタミンE、B_6、Dなどが豊富に含まれ、他の魚肉より消化吸収がよい。からだを温めて血液の循環をよくする。

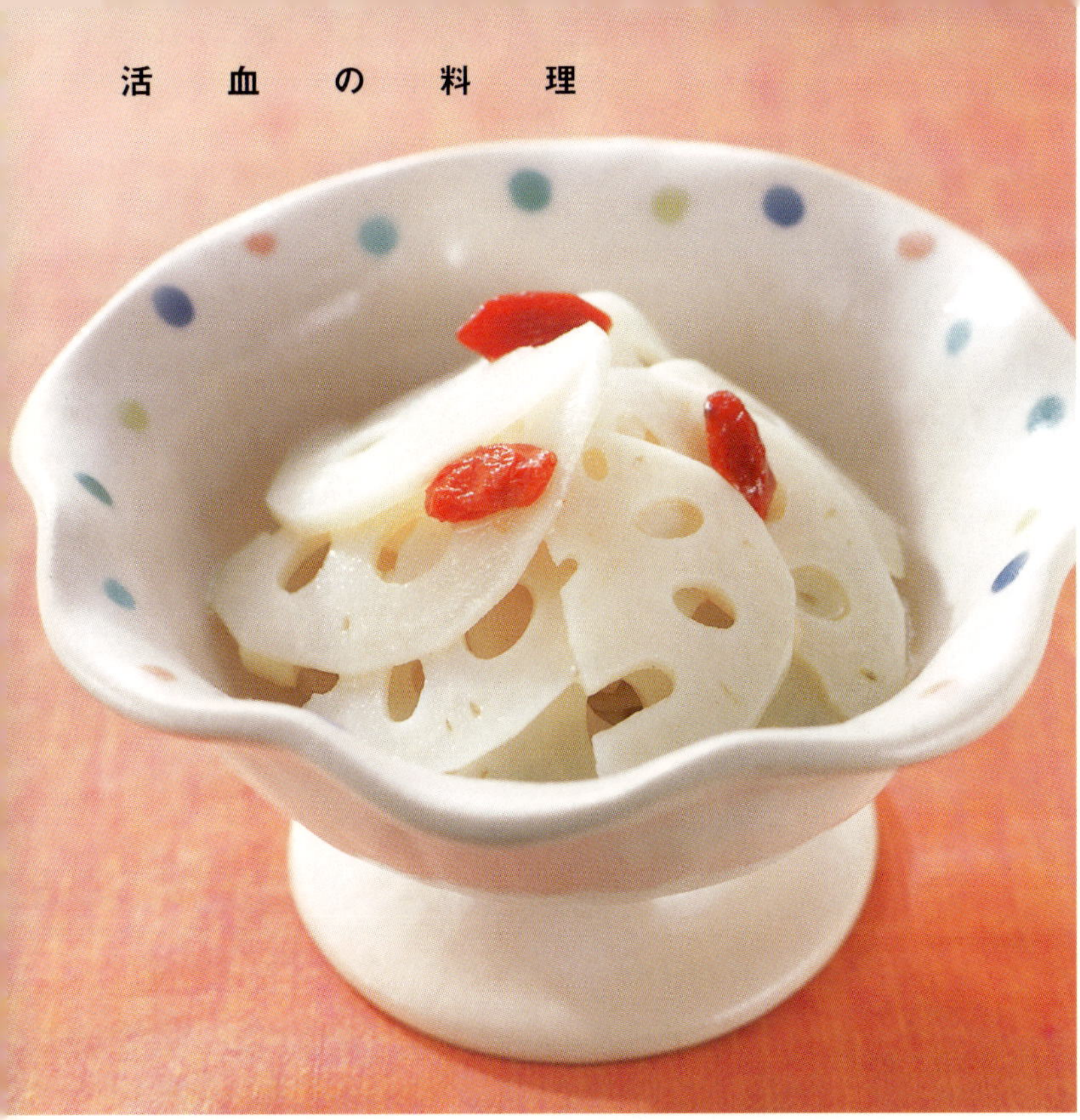

◉**材料**／4人分

蓮根……200g
枸杞《くこ》……大さじ1
酢……少量
材料A（ワインドレッシング）
オリーブ油……大さじ2
白ワイン……大さじ3
りんご酢……大さじ3
塩・こしょう……各少量

◉**作り方**

1 蓮根は皮をむき、うすい半月切りにし、酢を少し入れた熱湯でゆでる。枸杞は水でもどす。

2 Aに蓮根を漬けて味をなじませる。盛りつけて、枸杞を散らす。

◉**ポイント**

蓮根にはペクチン、セルロースなどの食物繊維が含まれ、便通をよくする作用やからだの熱をとりながら血行を改善する作用がある。

蓮根のワインドレッシング

白ワインとりんご酢で作ったフルーティーなドレッシング。蓮根のサクサクした歯ざわりを楽しみたい。

木の実ゼリー

水の中で木の実が眠っているような、かわいらしいゼリー。木の実の生命力をもらえば元気も回復。

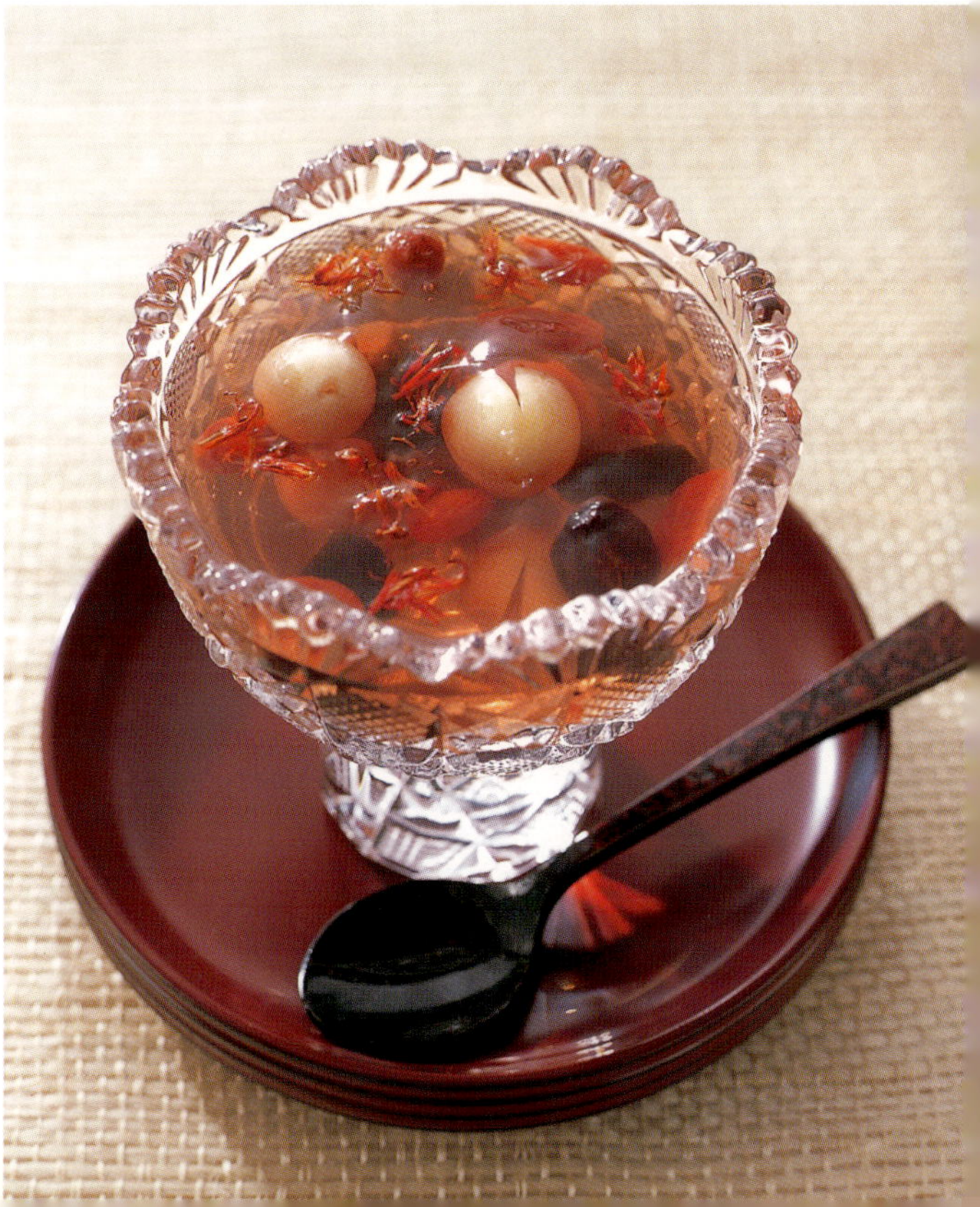

◉**材料**／4人分

枸杞……大さじ1
干しぶどう……大さじ2
リキュール（白）……大さじ2
はすの実……12個
ゼラチン（アガー）……10g
赤ワイン……100cc
水……200cc
砂糖……50g
紅花《べにばな》……少量
レモン汁……大さじ2

◉**作り方**

1 枸杞、干しぶどうはリキュールに漬けておく。

2 はすの実は熱湯でもどし、やわらかくなるまでゆでる。

3 アガーと砂糖小さじ$\frac{1}{3}$を混ぜ、赤ワイン、水を加えて火にかける。80度でよく溶かし、残りの砂糖と紅花、レモン汁を加える。

4 3のあら熱がとれたら枸杞、干しぶどう、はすの実を加え、器に流して冷やし固める。

◉**ポイント**

はすの実には脳の働きを助けるナイアシンやビタミンB_1が含まれ精神安定作用がある。木の実には補血作用のあるものが多い。

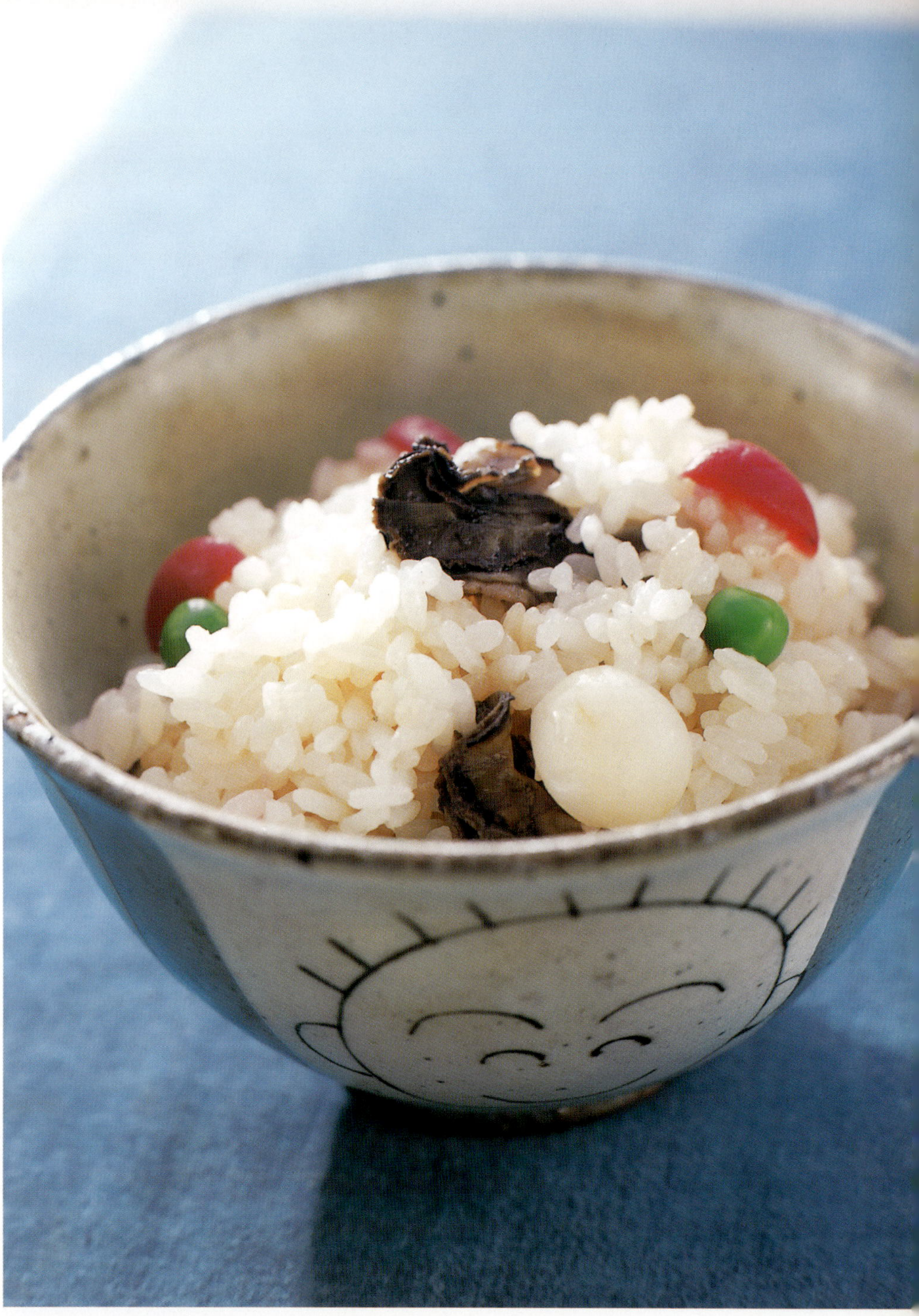

百合根とカキのご飯

精神を落ち着ける百合根とカキは更年期のイライラや不定愁訴を乗り切るための強力なサポート役。貧血予防にも。

◉材料／4人分

- 米……2カップ
- カキ……小1パック（200g）
- 塩……少量
- 材料A
  - 酒……大さじ1
  - しょうゆ……大さじ1
- 百合根……1個
- 材料B
  - だし汁……2カップ
  - 酒・しょうゆ（薄口）……各大さじ2
  - みりん……大さじ½
  - 塩……小さじ½
- 小梅……5〜6個
- グリーンピース……15g

◉作り方

1 百合根は1片ずつはがし、よく洗う。小梅はあらみじん切り。

2 カキは塩を振って洗い、水気を切って鍋に入れる。Aを加えて火にかける。カキがふっくらしてきたら火を止める。

3 炊飯器に米、百合根、Bを入れて炊き、スイッチが切れたらすぐに2のカキを加え、10分蒸らす。

4 最後に小梅とグリーンピースを加え、盛りつける。

◉ポイント

カキにも百合根にも、体液を補い、精神を安定させる働きがある。とくに更年期の方におすすめ。

アスパラガスと豚肉の炒めもの

かたくり粉で肉のうまみを濃厚に。アスパラガスのルチンは毛細血管を丈夫にして動脈硬化を予防。

●材料／4人分

アスパラガス……中2束
塩……少量
豚もも肉……200g
材料A
　酒……大さじ1
　しょうゆ……小さじ1
塩……少量
かたくり粉……大さじ$\frac{1}{2}$
油……大さじ2
ごま油……少量

●作り方

1 アスパラガスは硬い皮をとり、半分に切ってゆで、さらに半分の長さに切る。軽く塩を振る。

2 豚肉は7㎜太さのせん切りにし、Aを絡め、20分くらい味をなじませる。かたくり粉をまぶす。

3 フライパンに油を熱し、2を炒める。火が通ったら1を加え、仕上げにごま油で香りをつける。

●ポイント

アスパラガスにはアスパラギン酸が含まれていて、たんぱく質の吸収量を増やす。豚肉にはビタミンB_1が多く、糖質の代謝を促進する。ともにからだの陰を補う。

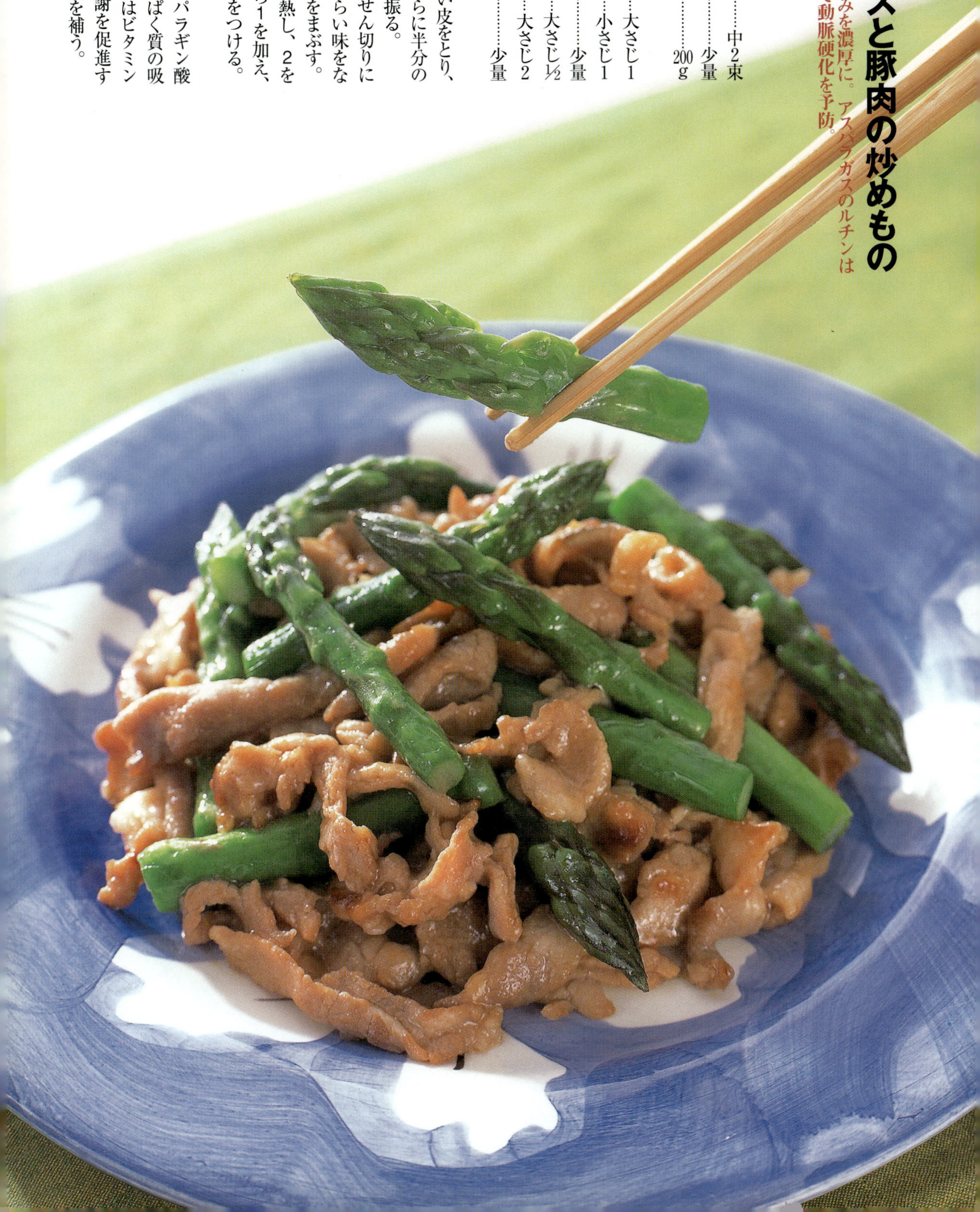

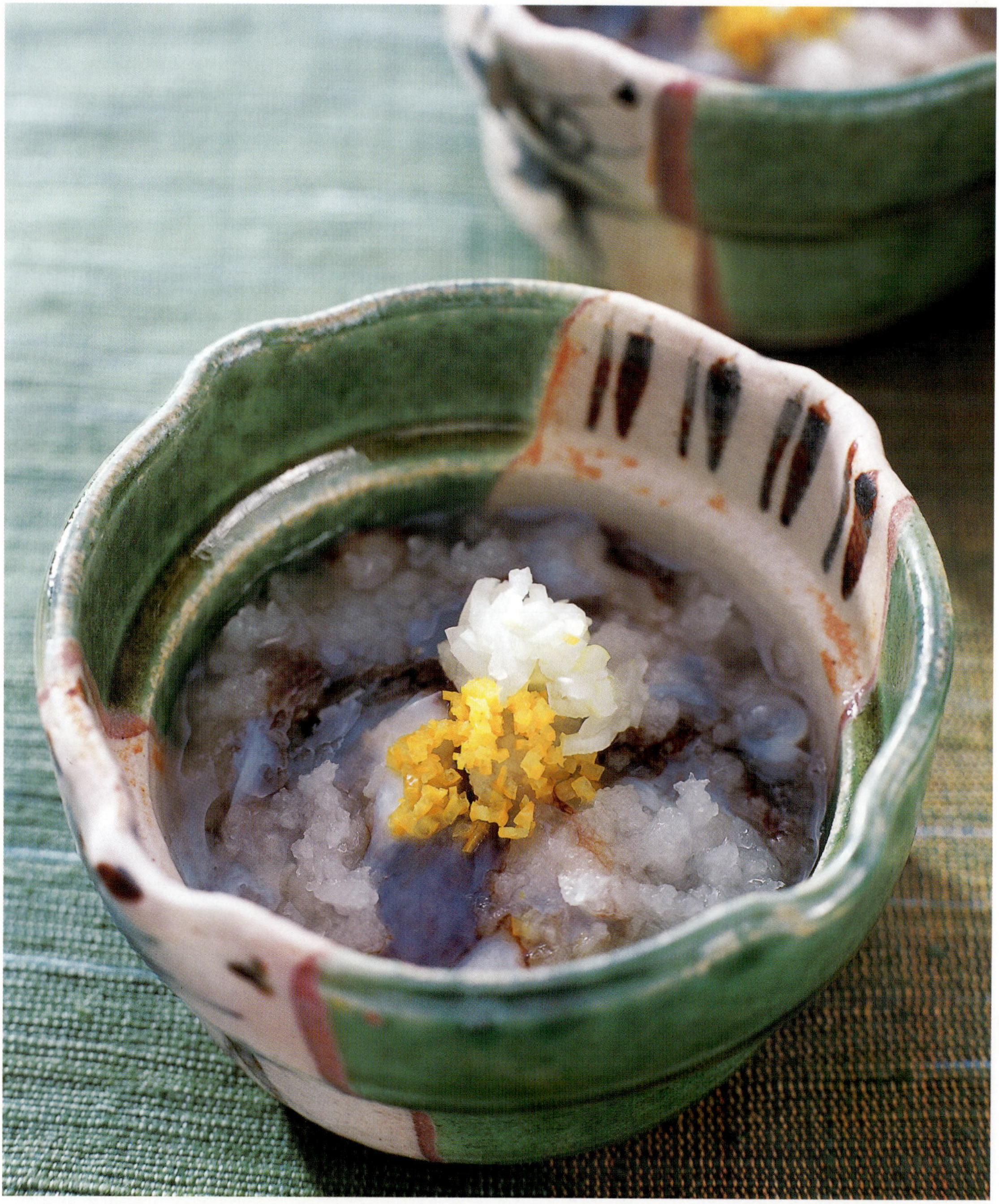

なまこのおろしあえ

なまこのコラーゲンが肌や目の老化を防止して血行促進。低カロリーなおつまみに。

●材料／4人分

なまこ・大根……各100g

材料A

- 酢……大さじ1
- しょうゆ（薄口）……大さじ1
- 砂糖……大さじ½

ねぎみじん切り……大さじ1

ゆずの皮みじん切り……少量

●作り方

1 大根はすりおろす。

2 なまこはワタをとってうす切りにし、熱湯をかけてから冷水にとる。水気を切ってAを加え、混ぜる。

3 なまこと大根を盛りつけて、ゆずの皮とねぎをのせる。

●ポイント

なまこには、ナトリウム、カリウム、マグネシウムなどのミネラルが多く、体液の調節をし血液を浄化する。

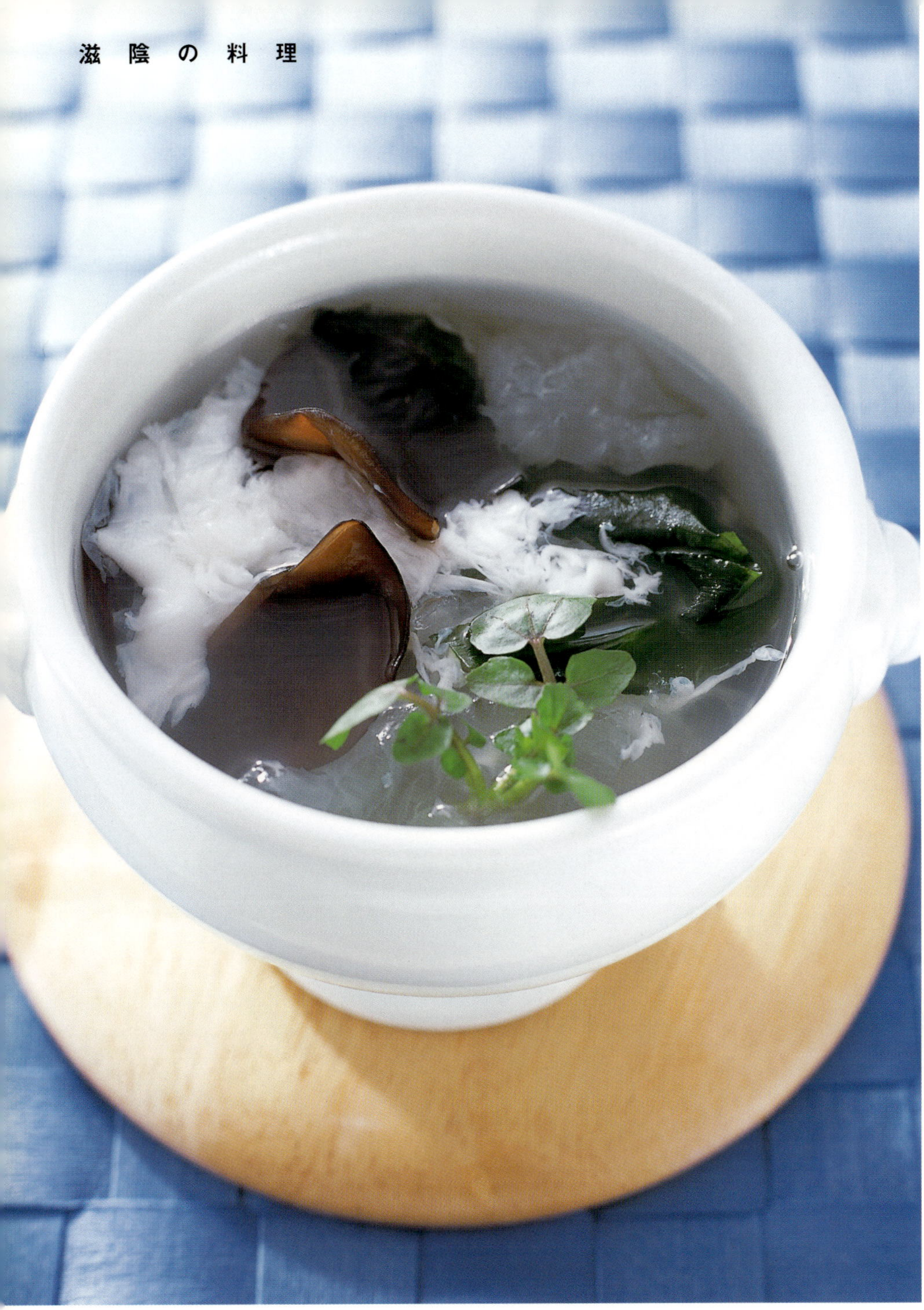

双耳のスープ

黒と白のきくらげを使った美肌づくりが期待できるスープ。
きくらげを「木耳」と書くのは耳の形に似ているから。

●材料／4人分

白きくらげ……10g
黒きくらげ……5g
わかめ……30g
スープ（鳥ガラ・干貝柱）…4カップ
酒……大さじ1
塩……小さじ1
こしょう……少量
水溶きかたくり粉……適量
卵白……2個分
クレソン……4～5本

●作り方

1 白きくらげは水でもどし、石づきをとって小分けにする。熱湯で30分ほどぬめりが出るまでゆでる。黒きくらげ、わかめも水でもどして食べやすく切る。

2 鍋にスープと1を入れて火にかけ、沸騰したら弱火にして30分煮て調味料で味をととのえ、水溶きかたくり粉をまわし入れる。

3 卵白を泡立てないように混ぜて2に流し入れ、クレソンを散らす。

●ポイント

白きくらげは食物繊維が多く、黒きくらげは鉄分やカルシウムが多い。ともに体液を補い、からだを潤すので美肌づくりにもよい。

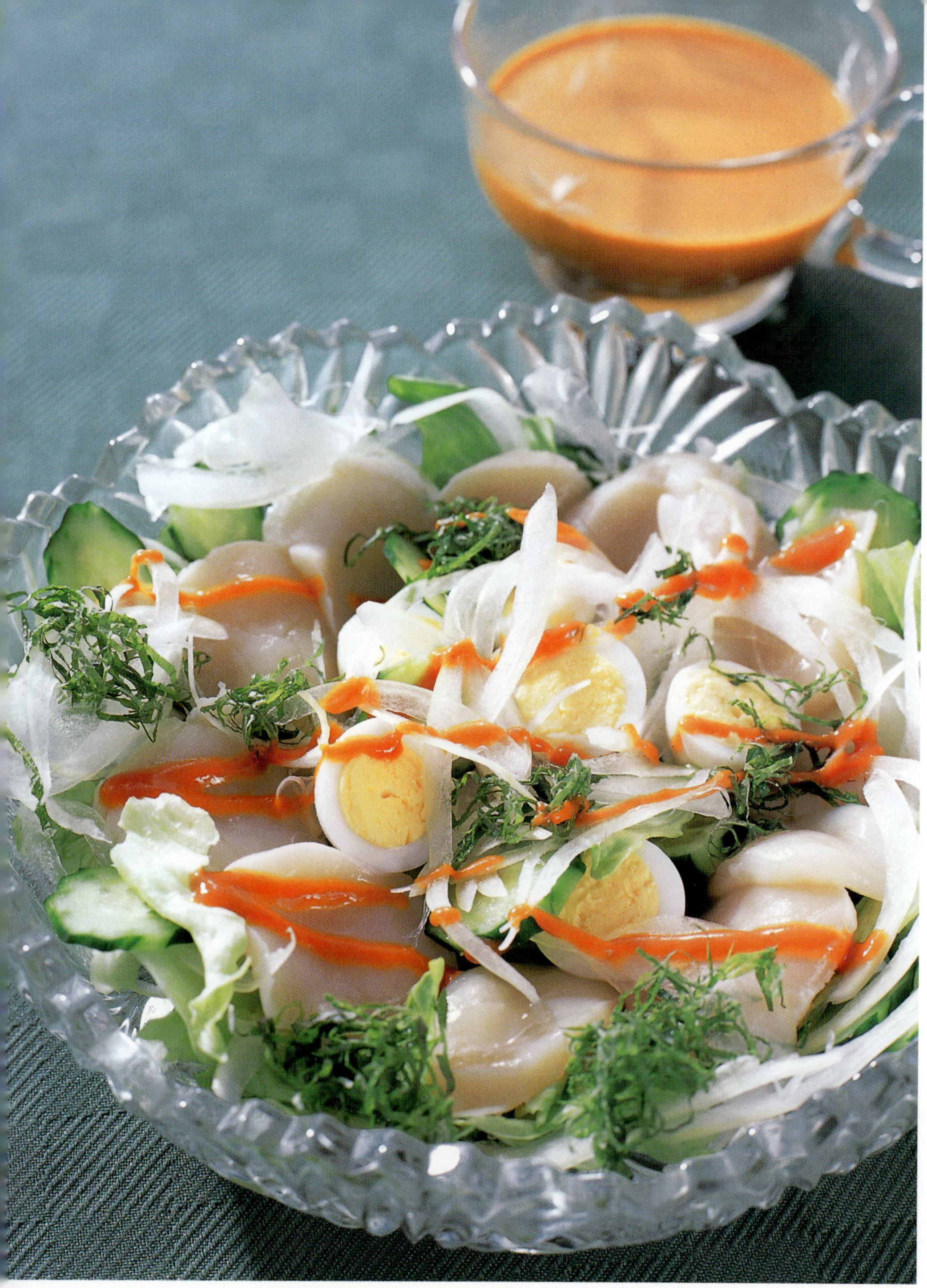

ホタテの枸杞ドレッシング

ホタテがどっさりの新鮮サラダ。コレステロール値を下げ、視力低下の防止や貧血の予防などにも。枸杞ドレッシングで効果をアップ。

◉材料／4人分

- ホタテの貝柱（生）……6個
- うずらの卵……8個
- きゅうり……1本
- たまねぎ……50g
- 青じそ……8枚
- 枸杞《くこ》……大さじ2
- 材料A
  - 酢・油……各大さじ2
  - 塩……小さじ1
  - こしょう……少量

◉作り方

1 枸杞は湯でもどし、水気を切る。Aと一緒にミキサーにかけ、ドレッシングソースを作る。

2 うずらの卵はゆでて殻をむき、半分に切る。貝柱は熱湯にサッとくぐらせて冷水にとり、水気を切ってうす切りする。

3 きゅうりは板ずりして小口に切る。たまねぎはうす切り。青じそはせん切りにする。

4 23を合わせて器に盛りつけ、1のドレッシングをかける。

◉ポイント

ホタテにはアミノ酸や亜鉛、タウリンが多く、肝臓の解毒作用を強化し体液の調節をする。枸杞を加えてさらにその作用を高める。

山芋の茶巾絞り

抹茶が映える上品なお茶菓子。山芋に火を通すことで、粘りを抑えしっとりとした茶巾絞りに。糖尿病の予防にも。

材料／4人分

- 山芋……240g
- 塩……適量
- 砂糖……40g
- 抹茶……少量
- 枸杞《くこ》……少量
- ラップ

作り方

1 枸杞は湯でもどす。山芋は皮をむいて1cm厚さに切り、多めの塩でもみ、洗い流す。

2 鍋に山芋と水を入れて火にかける。火が通ったらザルに上げて水を切り、熱いうちに裏ごしして鍋にもどす。砂糖を加えて弱火でぽってり練り上げる。

3 2の1/4量をとり出し、抹茶を混ぜ込む。

4 2 3それぞれを四等分する。手のひらにラップを広げ、白地の上に緑地をのせて、色があまり混ざらないように茶巾に絞る。

5 形を整え、ラップをとり外して枸杞を飾る。

ポイント

山芋はムチン、サポニン、コリンなどの機能性成分を含むため強壮作用がある。中国では糖尿病の補助食としても使っている。

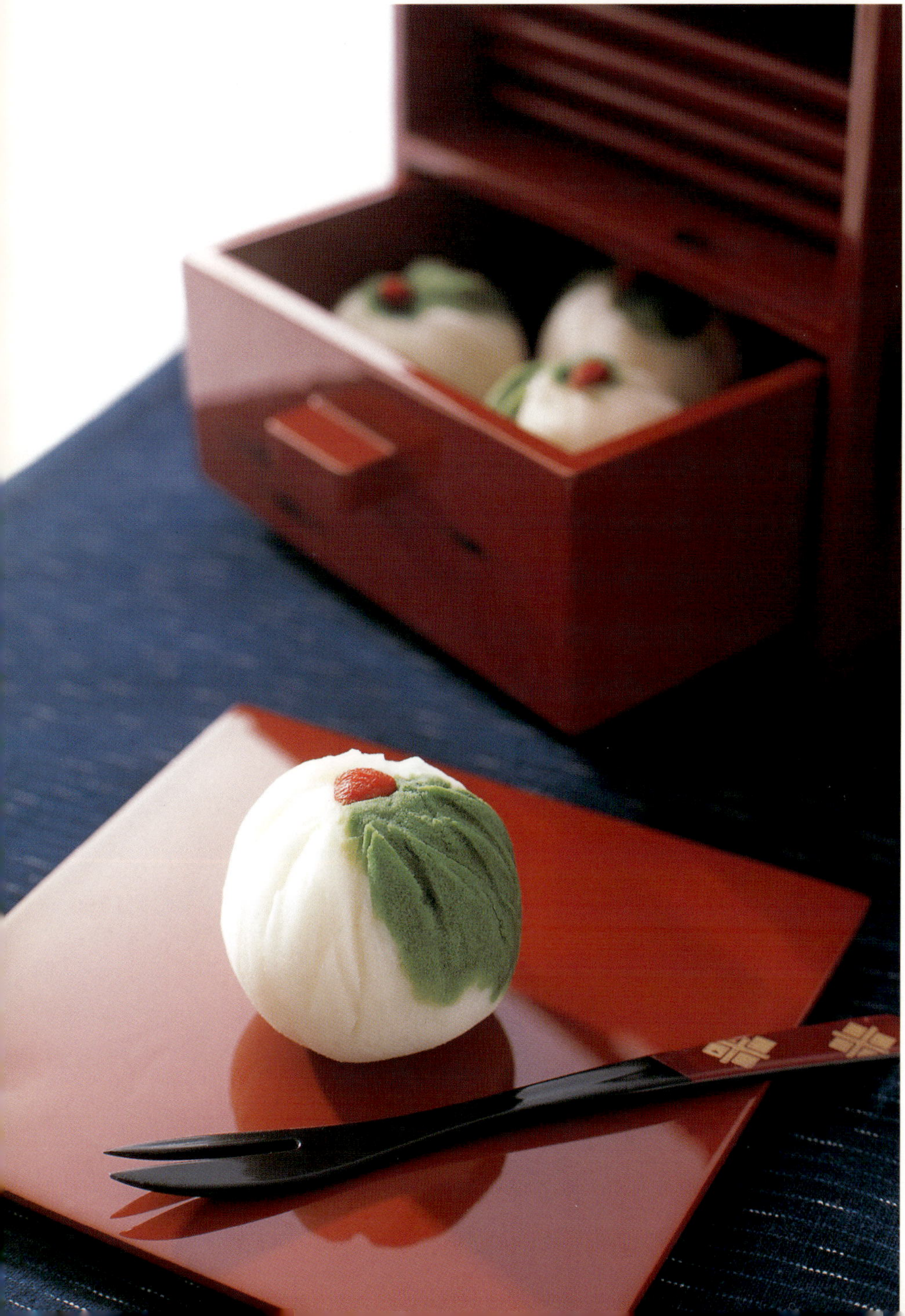

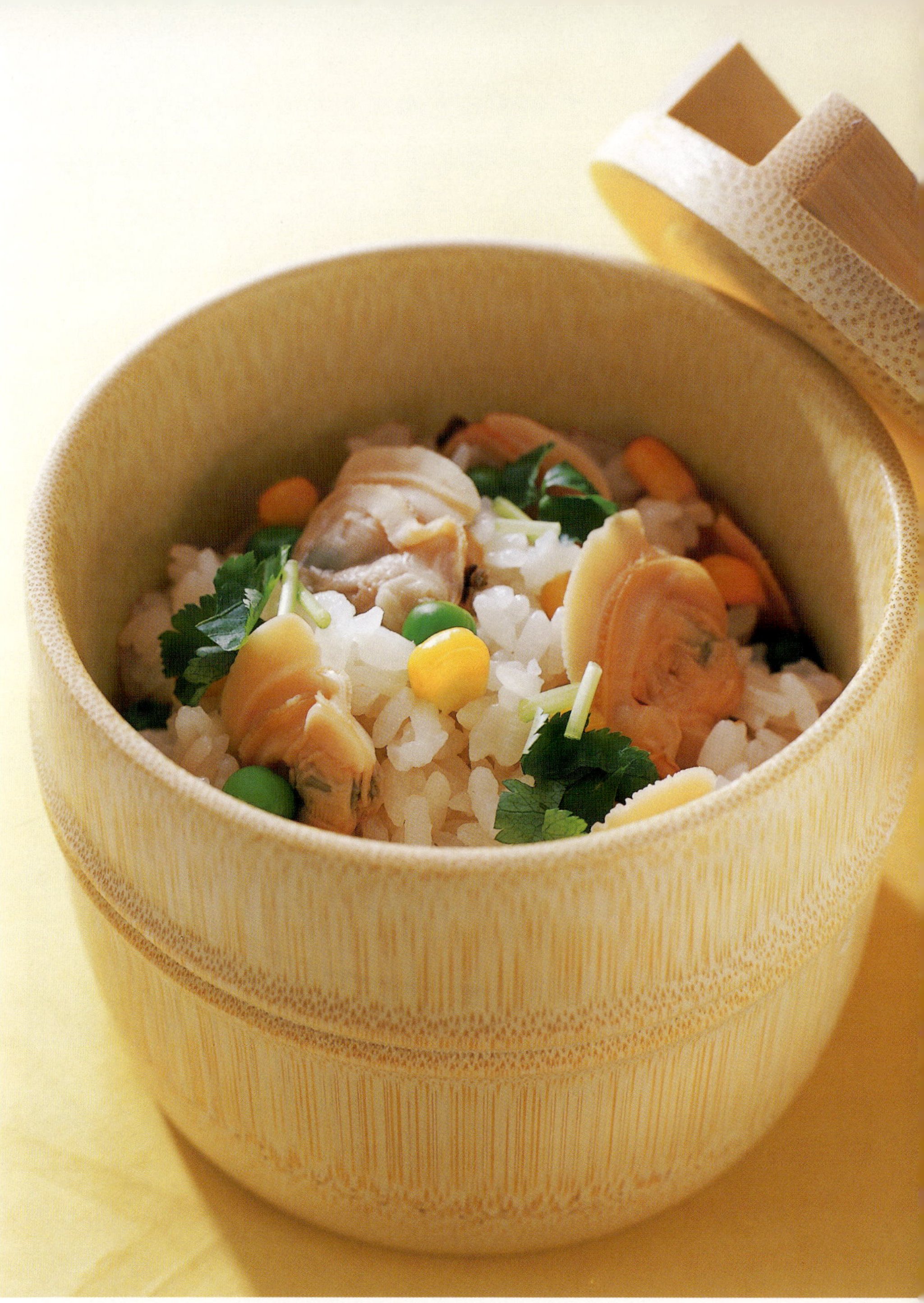

ハマグリととうもろこしの炊きこみご飯

とうもろこしの淡い甘みがハマグリから出るうまみを引き立てる。
カルシウムや鉄分が豊富で骨粗鬆症予防に。

材料／4～5人分

- 米……3カップ
- ハマグリ……小12個
- とうもろこし……½本
- えんどうまめ……½パック
- 材料A
  - みりん……大さじ1
  - しょうゆ（薄口）……小さじ2
  - 酒……大さじ1
  - 塩……少量
- みつば……適量

作り方

1 ハマグリは洗って、水から煮る。口が開いたら火を止め、煮汁と身に分け、冷まして殻を除く。

2 とうもろこしは、包丁で粒をこそげとる。

3 1の煮汁、Aに水を足して米の2割増しの水加減にする。

4 3に2とえんどうまめ、ハマグリを加えてご飯を炊く。器に盛り、みつばを切って散らす。

ポイント

ハマグリ、とうもろこし、えんどうまめに共通する働きは、からだの中の湿を除くこと。水分代謝の悪い人におすすめ。

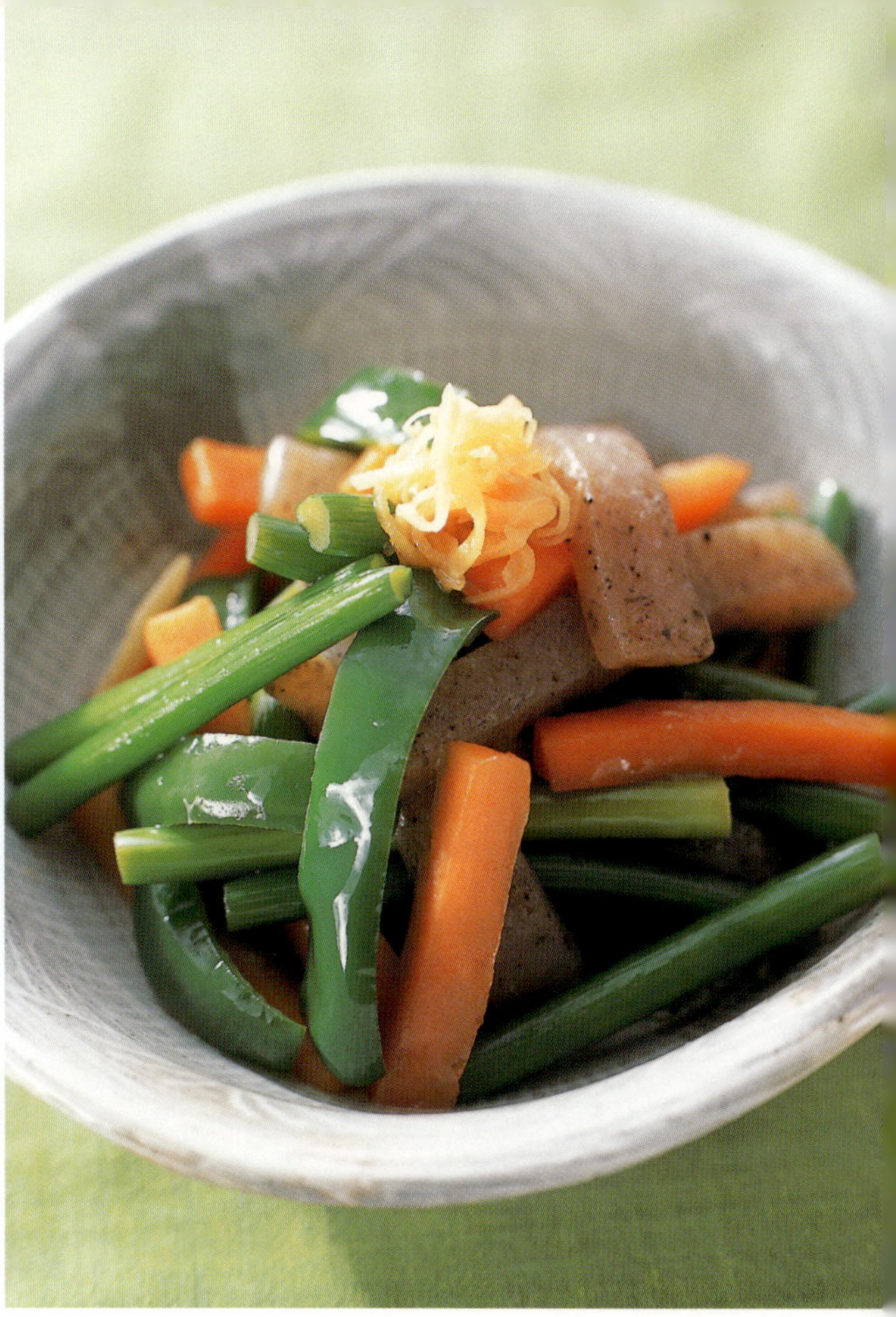

にんにくの芽とにんじんの炒めもの

すぐに作れてしっかり体力のつく炒め物は、元気がないときにこそ。疲労回復にも。

◉**材料**／4人分

にんにくの芽……120g
にんじん……80g
こんにゃく……100g
ピーマン……60g
ごま油……大さじ1
しょうが細切り……8g
材料A
しょうゆ・酒・みりん……各大さじ1

◉**作り方**

1 にんにくの芽、ピーマンは5cm長さに切り、にんじんとこんにゃくは5cm長さの拍子木切りにし、下ゆでする。

2 フライパンにごま油を熱してしょうがを炒め、こんにゃく、にんにくの芽、にんじん、ピーマンの順に入れ、Aで調味する。

◉**ポイント**

にんにくの芽、にんじんは、からだを温め余分な水分を排泄する。

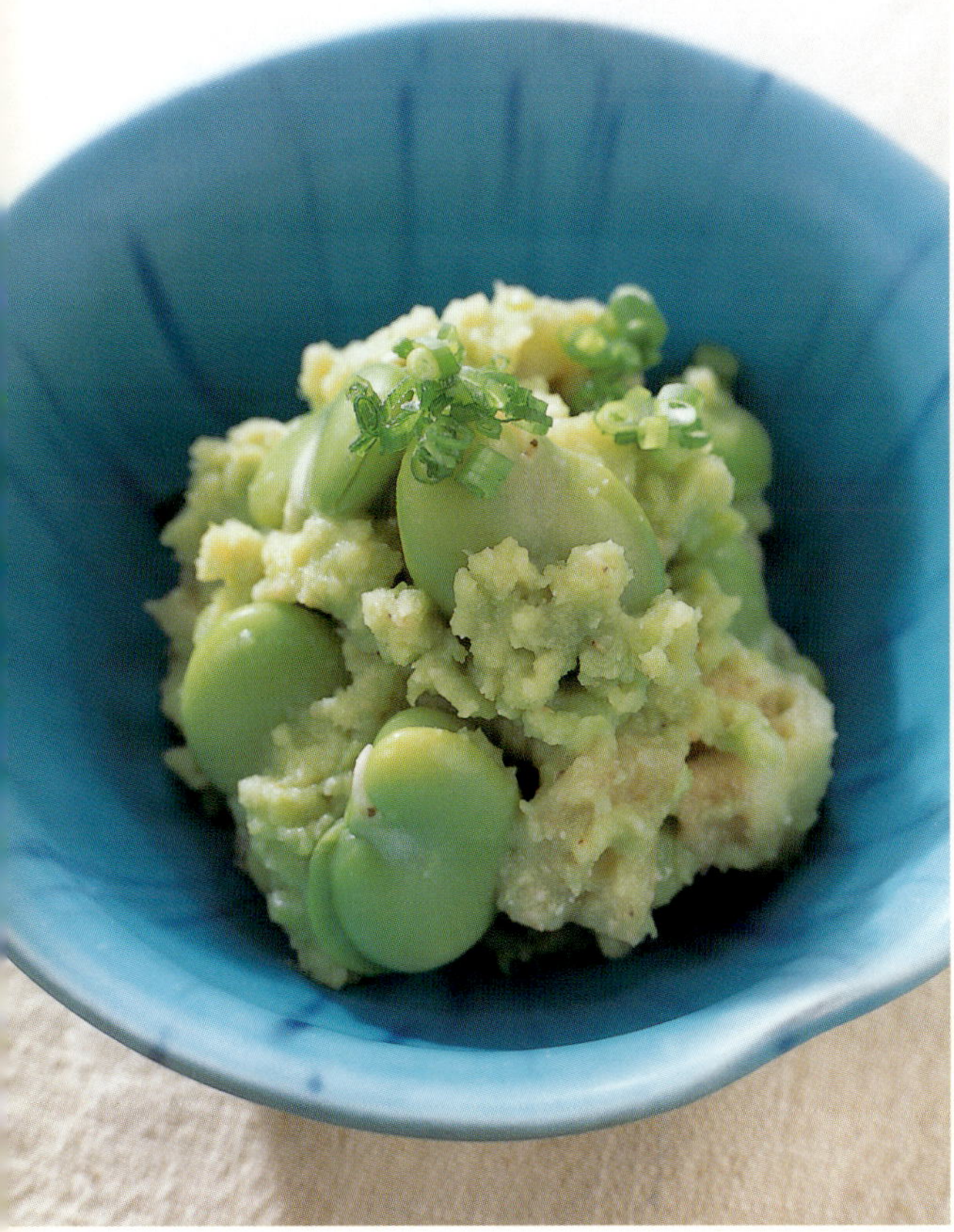

なすとそらまめのあえもの

なすとそらまめが初夏を感じさせる一品。熱を冷ましてのぼせやほてりを緩和。

◉**材料**／4人分

なす……4個
しょうゆ……少量
そらまめ……約20サヤ
材料A
白すりごま……20g
砂糖……大さじ1
塩……適量
万能ねぎ……10cm

◉**作り方**

1 なすは焼きなすにして、皮をとり、みじん切りにする。しょうゆを振っておく。

2 そらまめはサヤから出し、沸騰した湯でやわらかくゆでて皮をむく。

3 2の半量をすり鉢でつぶし、Aで味をつける。1と残りのそらまめを合わせ、あえる。

4 器に盛りつけ、万能ねぎを小口切りにしてのせる。

◉**ポイント**

なすはからだの余分な水分を奪って湿気を除く。そらまめには胃腸の働きを整える作用があり、補気利尿する。

くらげと大根のサラダ

**こりこりしたくらげは
大根と好相性。咳を止めて
痰をとり、のどをすっきりと。**

◉**材料**／4人分

くらげ……50g
大根……80g
塩……少量
白いりごま……大さじ1
ラディッシュ……少量
材料A
酢……大さじ2
ごま油……大さじ1
砂糖……小さじ2
しょうゆ……小さじ2
塩……少量

◉**作り方**

1 くらげは水でもどして食べやすく切る。大根はせん切りにして塩少量を振る。ラディッシュはうす切りにする。

2 くらげ、大根、ラディッシュをAであえ、器に盛っていりごまを振りかける。

◉**ポイント**

生の大根にはでんぷん分解酵素ジアスターゼが含まれていて消化を促進。咳を止め痰も除く。くらげにも咳止め、去痰作用がある。

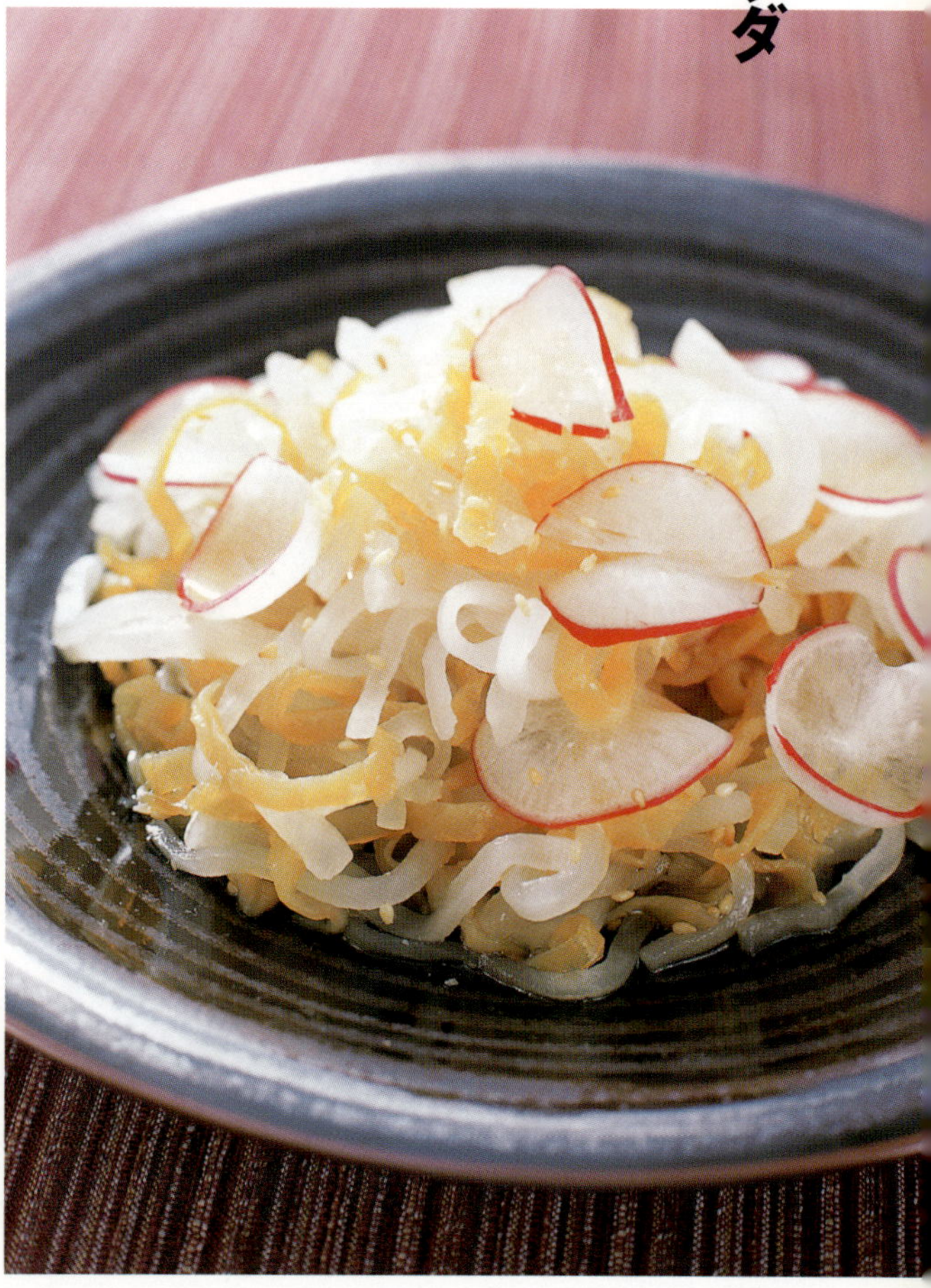

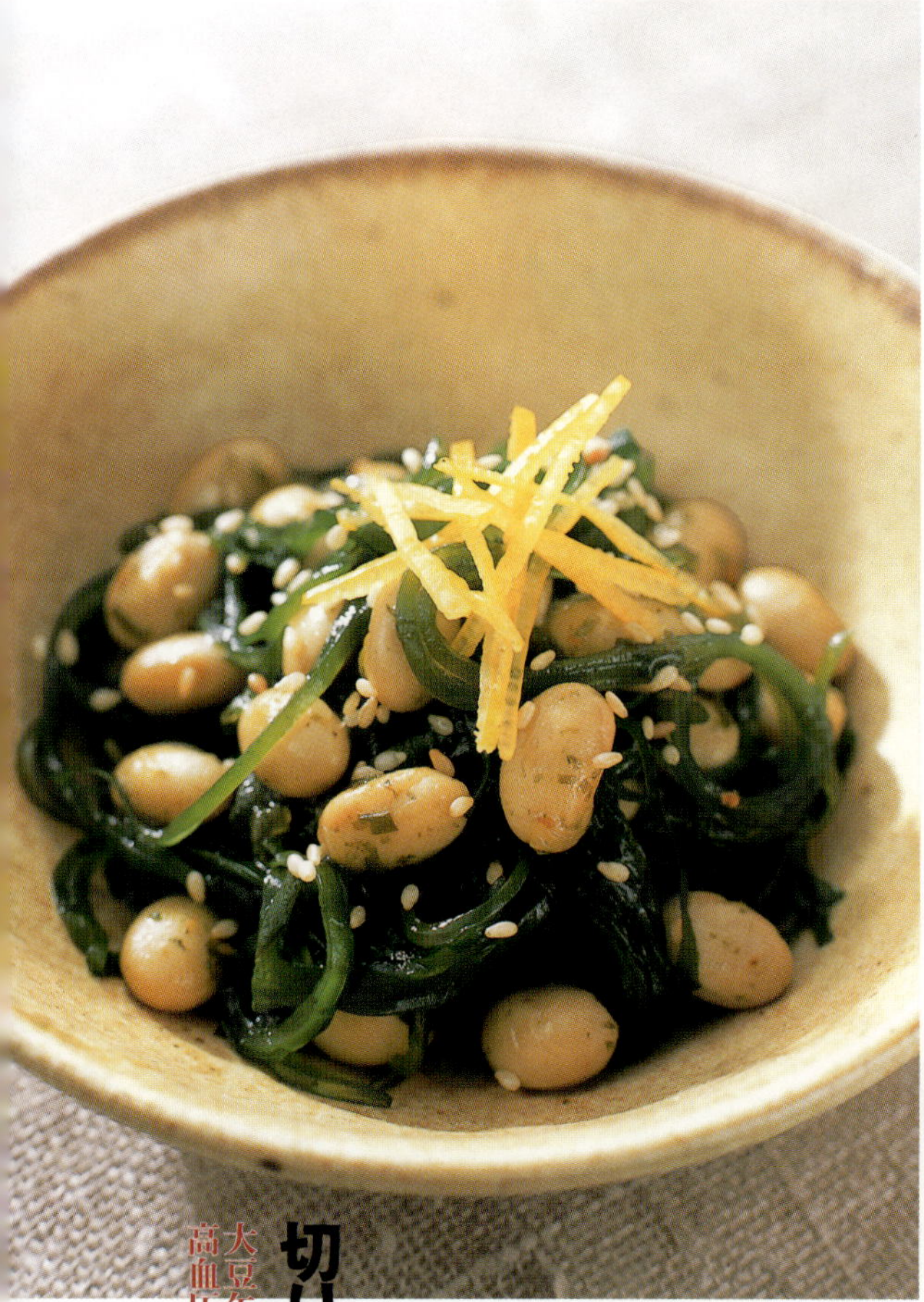

切り昆布と大豆の煮物

**大豆缶の汁も使って煮るのでうまみがたっぷり。
高血圧予防にもなるので食卓の定番に。**

◉**材料**／4人分

細切り昆布……200g
油……小さじ2
材料A
ゆで大豆(缶)……1カップ
大豆缶の汁……50cc
砂糖……大さじ1・1/3
しょうゆ……大さじ1・1/2
酒……大さじ1
白いりごま……小さじ1
七味唐辛子……少量
ゆずの皮……少量

◉**作り方**

1 細切り昆布は、3～4cmに切る。

2 鍋に油を熱し、昆布を軽く炒める。Aを加え、味をととのえる。

3 最後にいりごま、七味唐辛子を加える。器に盛り、せん切りしたゆずの皮を飾る。

◉**ポイント**

昆布と大豆を組み合わせると利尿作用が強まる。ともに降圧作用もあるので、高血圧の予防にも。

冬瓜と鳥だんごのはと麦あんかけ

とろみのある冬瓜が口いっぱいに広がる幸せ。水分を排出してむくみを解消。

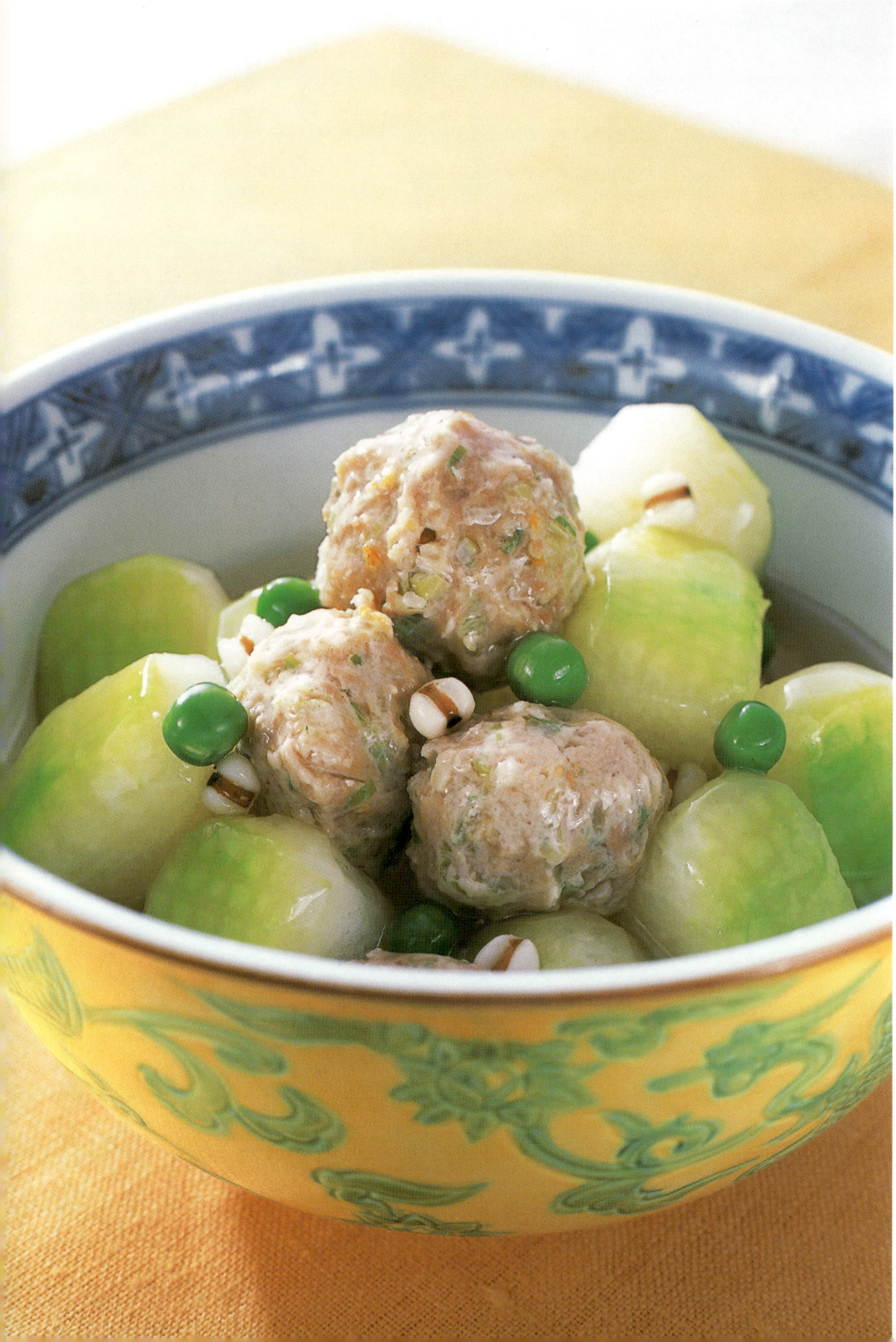

材料／4人分

- 鶏ひき肉……160g
- 材料A
  - 酒……大さじ1
  - しょうゆ（薄口）……小さじ2
  - 塩……少量
- 冬瓜《とうがん》……600g
- ねぎ……2本
- 陳皮《ちんぴ》……少量
- かたくり粉……小さじ2
- はと麦……大さじ2
- グリーンピース（生）……1パック
- だし汁……3カップ
- 材料B
  - 砂糖……小さじ1
  - しょうゆ……小さじ1〜2
  - 塩……小さじ½
- 水溶きかたくり粉……適量

作り方

1　はと麦は6時間以上水に浸してから、やわらかく煮る。煮汁はとっておく。

2　冬瓜はワタをとって4cm角に切る。皮をうすくむき、面とりする。皮目の硬い部分に格子状の包丁目を入れて、5〜6分蒸す。

3　ねぎはみじん切り。陳皮はひたひたのぬるま湯でもどしてみじん切りにする。

4　鶏ひき肉にAを混ぜ、その中に陳皮とかたくり粉を加えてさらによく混ぜ、四つに分けて丸める。

5　鍋にだし汁を入れて火にかけて、煮立ったら4を入れる。さらに冬瓜、グリーンピース、はと麦（煮汁ごと）、Bを加えて味をみる。冬瓜に味がしみたら水溶きかたくり粉でとろみをつける。

ポイント

鶏肉とはと麦は、胃腸の働きを整え水分代謝をよくするので、余分な水分を排出する。冬瓜はむくみをとり、利尿作用があるので相乗効果が期待できる。

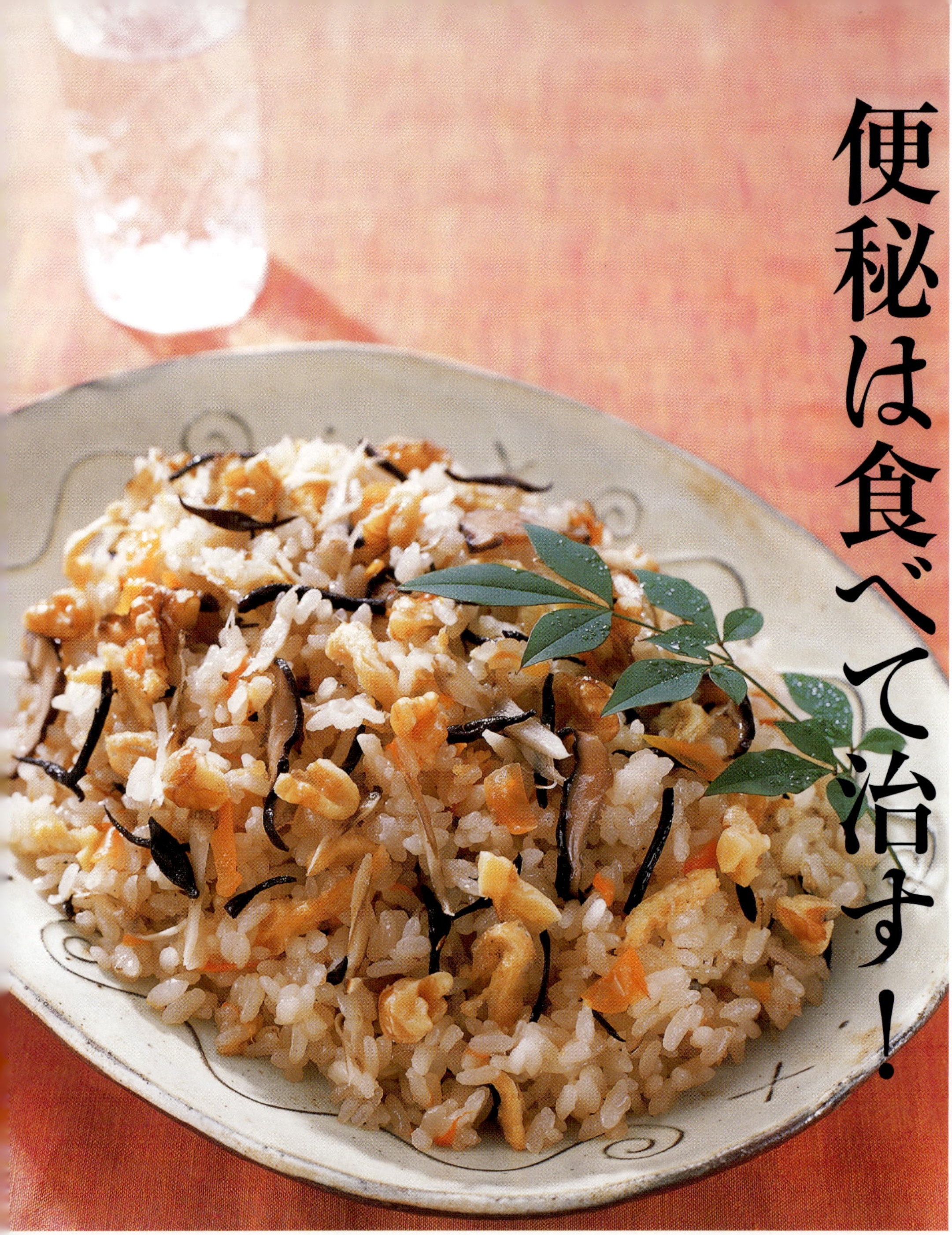

きょうから便秘は食べて治す！

ひとくちに便秘といっても、冷えや熱、腸の潤い不足など原因はさまざま。薬膳で便秘を改善して、気分すっきり、体質も元気モードに。

くるみとひじきの五目ご飯

くるみがポイントの五目ご飯。食物繊維が自然にとれるのも魅力。

材料／4人分

- 米……………………………2カップ
- くるみ…………………大さじ2
- 芽ひじき………………小さじ1
- ごぼう・にんじん…………各20g
- 干ししいたけ………………1枚
- 油揚げ…………………小1/2枚
- しょうゆ(薄口)・酒……各大さじ1

作り方

1 干ししいたけはもどしてせん切りにし、もどし汁はとっておく。

2 ごぼう、にんじんは小さめのささがき、油揚げは油抜きしてせん切り。くるみは適当な大きさに切る。芽ひじきは湯でもどす。

3 洗った米にしいたけのもどし汁、しょうゆ、酒を加え、具をのせて2割増しの水加減で炊く。

ポイント

くるみには、腸を潤し、便の通りをよくする作用がある。芽ひじき、ごぼうなどの食物繊維の多い食材を組み合わせることで、その作用を促進する。

白菜とじゃがいものだんご汁

肉だんごは見かけよりもじゃがいもがたっぷり。白菜が腸の活動を活発にして便秘改善に。

●材料／4人分

白菜……200g
じゃがいも……2個
豚ひき肉……50g
白いりごま……大さじ2
しらたき……100g
春菊……50g
だし汁……4カップ
材料A
［しょうゆ……大さじ1
　酒……大さじ2
塩・こしょう……少量
かたくり粉……大さじ1～2

●作り方

1 白菜は3～4cmのざく切りにする。しらたきは下ゆでする。

2 ボールにザルを重ねてペーパータオルを敷き、その上から皮をむいたじゃがいもをすりおろして軽く絞る。汁はとっておく。

3 2に豚ひき肉といりごま、かたくり粉、塩こしょうを加えてだんご状に丸める。

4 鍋にだし汁を煮立て、白菜を入れる。やわらかくなったら2を落とし入れ、しらたきも加える。

5 春菊を3～4cmに切って鍋に加え、Aを入れて味をととのえ、最後にじゃがいものおろし汁をまわし入れる。

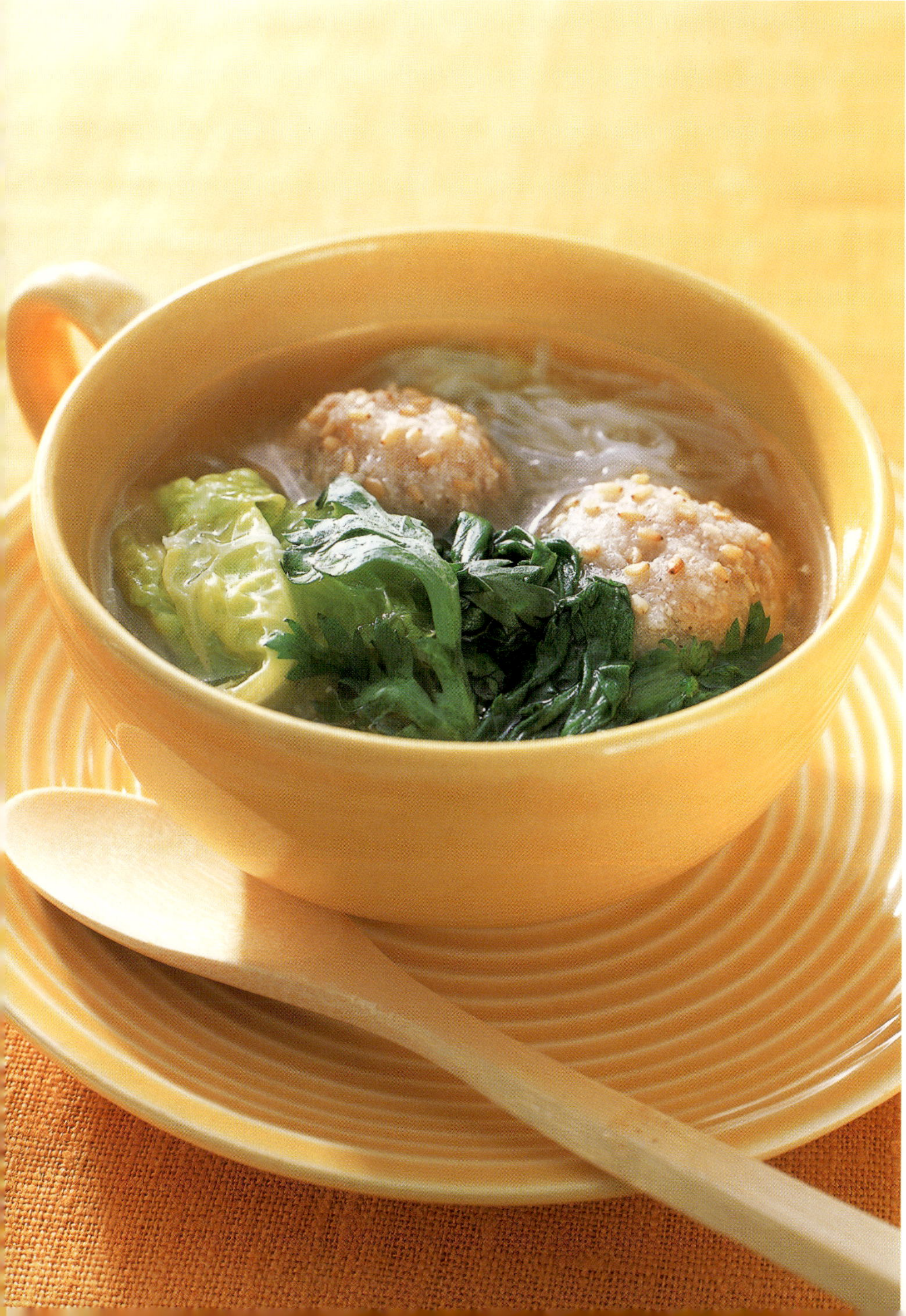

●ポイント

白菜は、からだの余分な水分をとり、胃腸のぜん動運動を促進する。じゃがいもは胃腸の働きを改善して炎症を抑え、便通をよくする。

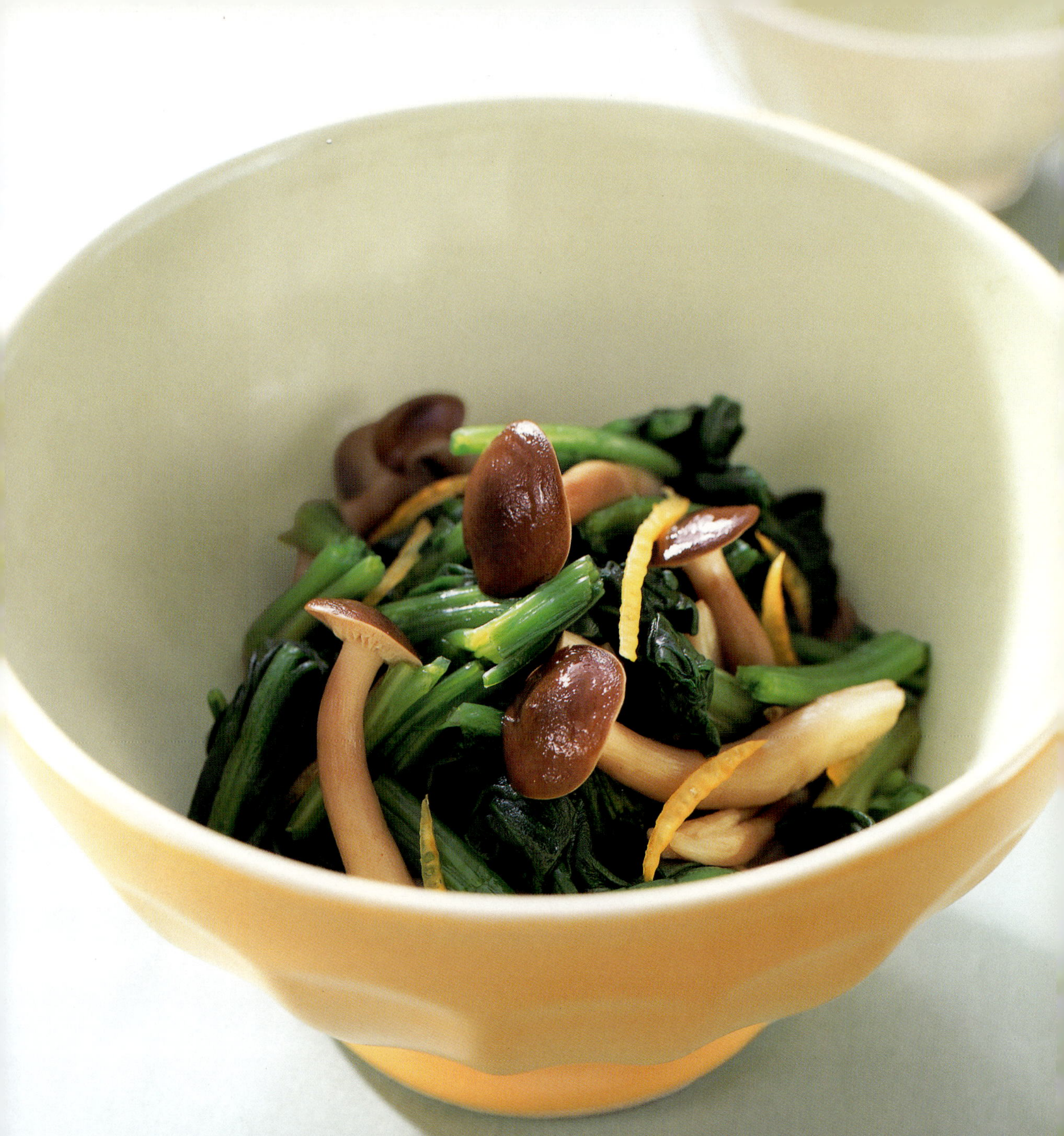

ほうれん草としめじのゆずしょうゆ

ゆずの香りがさわやか。手軽にできるので食卓にもう一品ほしいときにも。

材料／4人分

ほうれん草……1束
しめじ……60g
ゆず……1/2個分
材料A
- だし汁……1カップ
- しょうゆ（薄口）……大さじ2
- 塩……小さじ1

作り方

1 ほうれん草はゆでて3cm長さに切り、しめじは小房に分けて石づきをとる。ゆずは絞る。

2 鍋にAを煮立て、しめじを入れて手早く煮、冷ましてゆずの絞り汁を入れ、ほうれん草を加えてあえる。

3 器に盛り、ゆずの皮のせん切りを飾る。

ポイント

ほうれん草には胃や腸の余分な熱をとり潤す作用がある。しめじなどのきのこ類には食物繊維やエルゴステンなどが含まれ、抗がん作用のあるものが多く見られる。

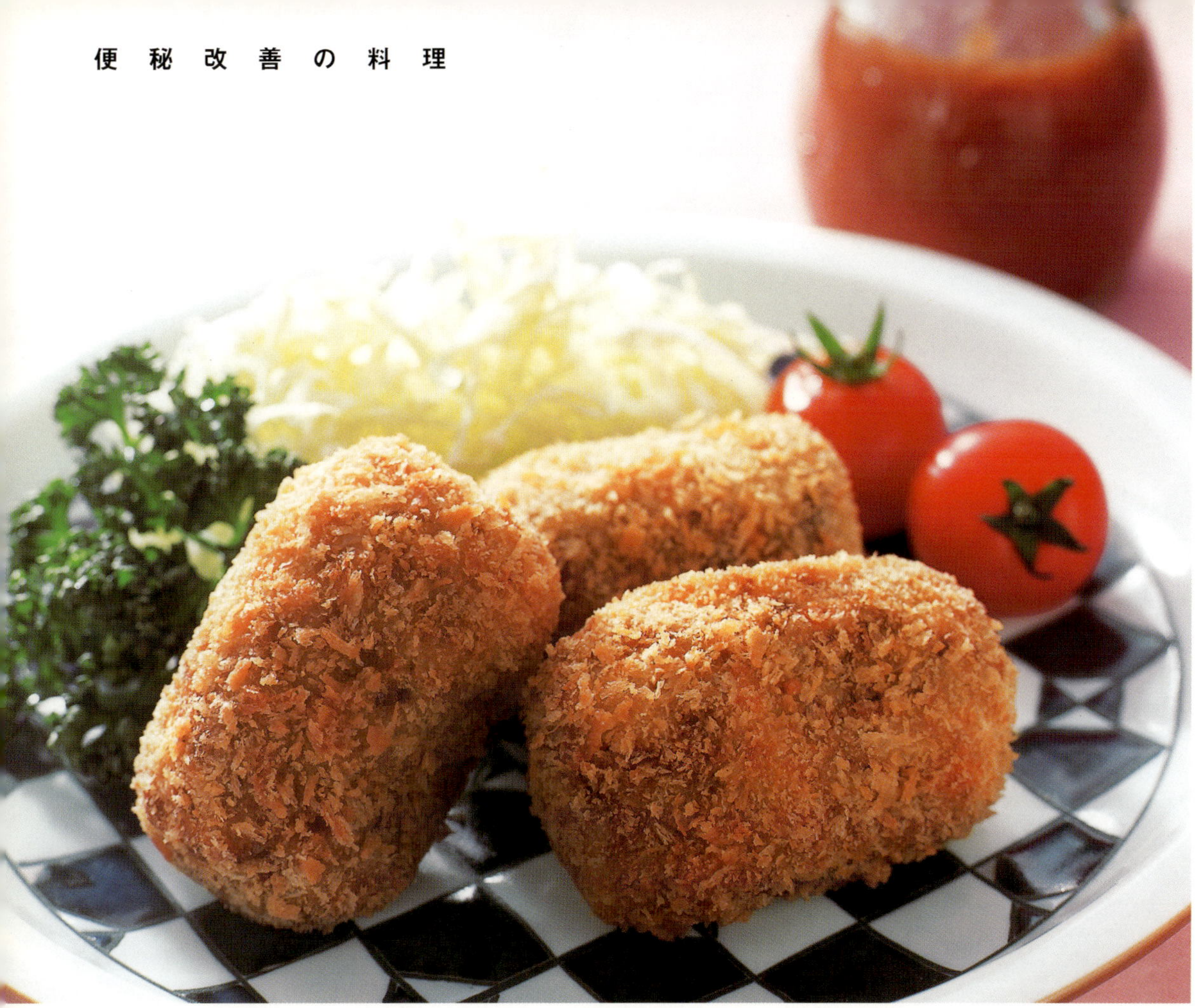

里芋コロッケ　りんごソース

ほくほくの手作りコロッケを家族そろっての夕飯に。
りんごを皮ごと使ったソースで食物繊維たっぷり。

◎材料／4人分

豚ひき肉……160g
塩・こしょう……各少量
里芋……120g
じゃがいも……180g
にんじん……30g
たまねぎ……130g
材料A
パセリのみじん切り…小さじ2
砂糖……小さじ1・1/2
塩……小さじ1
ナツメグ・こしょう……各少量
油……大さじ1
小麦粉・パン粉・とき卵……各適量
油……適量
たまねぎ……50g
りんご（皮つき）……100g
材料B
レモン汁……小さじ2
デミグラスソース……70g
塩……少量
水……50cc
キャベツ・プチトマト・パセリ……各適量

◎作り方

1　里芋、じゃがいもは蒸して皮をとり、つぶす。
2　にんじん、たまねぎ130gはみじん切りにする。
3　フライパンに油大さじ1を熱して2を炒め、豚ひき肉を加えてさらに炒めて、軽く塩こしょうする。
4　ボールに1と3、Aを合わせてよく混ぜ、四等分にして小判型にまとめる。
5　小麦粉、とき卵、パン粉の順に衣をつけ、中温の油で色よく揚げる。
6　たまねぎ50gとりんごをフードプロセッサーにかけてペースト状にし、Bとともに弱火で煮込んでソースを作る。
7　コロッケに、ソース、せん切りにしたキャベツ、プチトマト、パセリを添える。

◎ポイント

里芋には胃腸の働きを整え、便通をよくする作用がある。りんごに含まれる食物繊維ペクチンは、大腸内の乳酸菌を増殖させて有害物質を体外に排泄する。

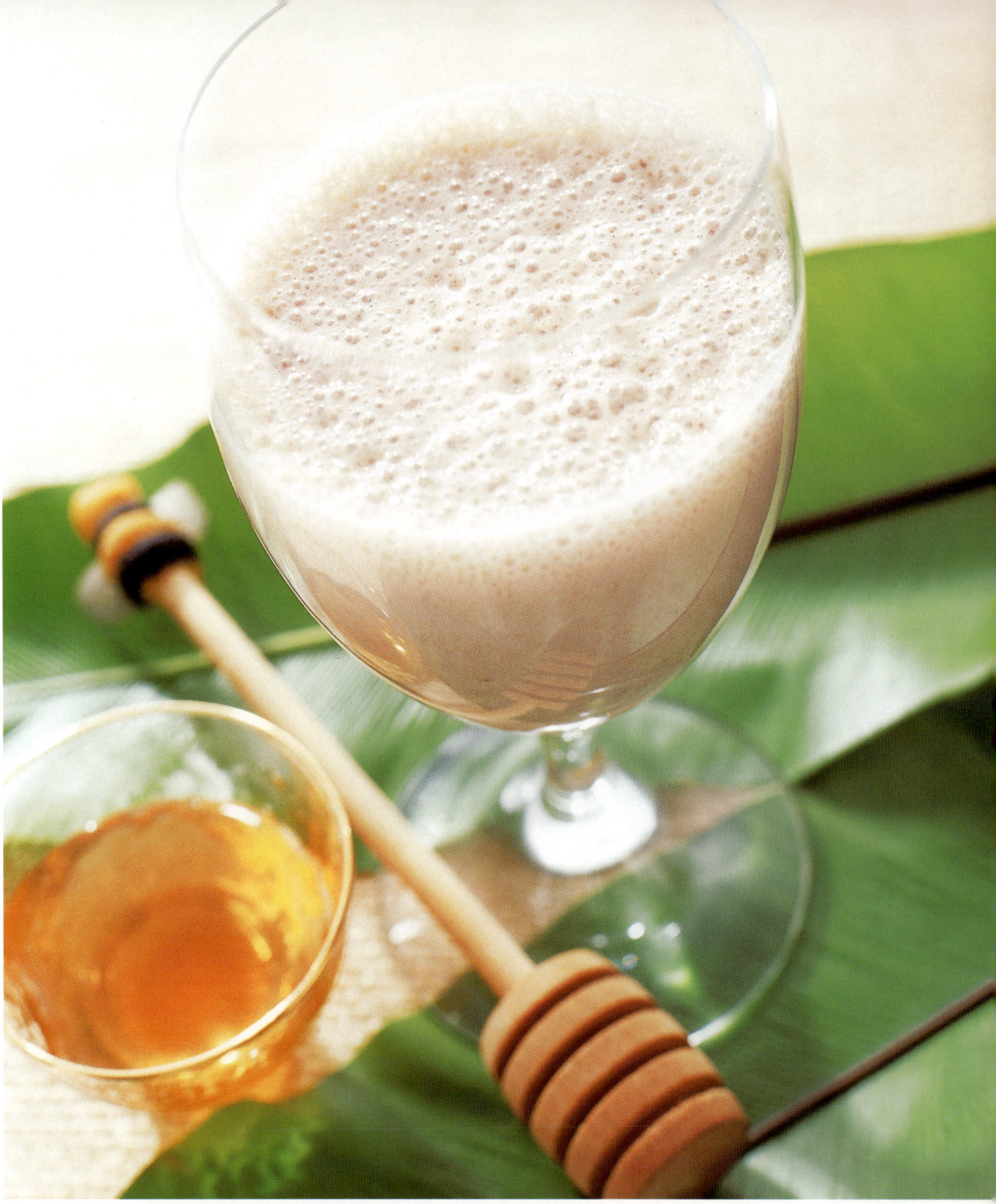

豆乳のバナナセーキ

とろっとしたバナナセーキは子どもたちのおやつの一番人気。甘さの加減ははちみつで。

材料／4人分

豆乳……300cc
バナナ……1～2本
はちみつ……適量

作り方

1 バナナは皮をむいて適当な大きさに切る。

2 すべての材料をミキサーにかける。

3 グラスに氷を入れて2を注ぐ。はちみつの量は好みで加減する。

ポイント

豆乳には腸の乾燥を防ぎ、体力をつける作用がある。バナナはからだの熱を冷まし、腸を潤して便秘を予防する。

プルプルの里芋プリン

里芋のプリンは黒蜜にジャストフィット。ミキサーを使ってなめらかな仕上がりに。

●**材料**／4人分

里芋……160g
牛乳……400cc
粉寒天……4g
砂糖……50g
黒蜜……適量

●**作り方**

1 里芋はやわらかくゆでて皮をむき、牛乳200ccを入れてミキサーにかける。

2 鍋に200ccの牛乳と粉寒天を入れて中火にかけ、木べらで混ぜながら煮溶かす。寒天が溶けたら砂糖を加える。

3 あら熱をとってから1を混ぜ、水でぬらした型に流し込み、常温で冷まして固める。

4 食べやすく切って器に盛り、黒蜜をかける。

●**ポイント**

里芋は胃腸の働きを整え、便通をよくし、加えた寒天の食物繊維がその効果を増す。黒砂糖は、からだを温め気血の巡りをよくする。

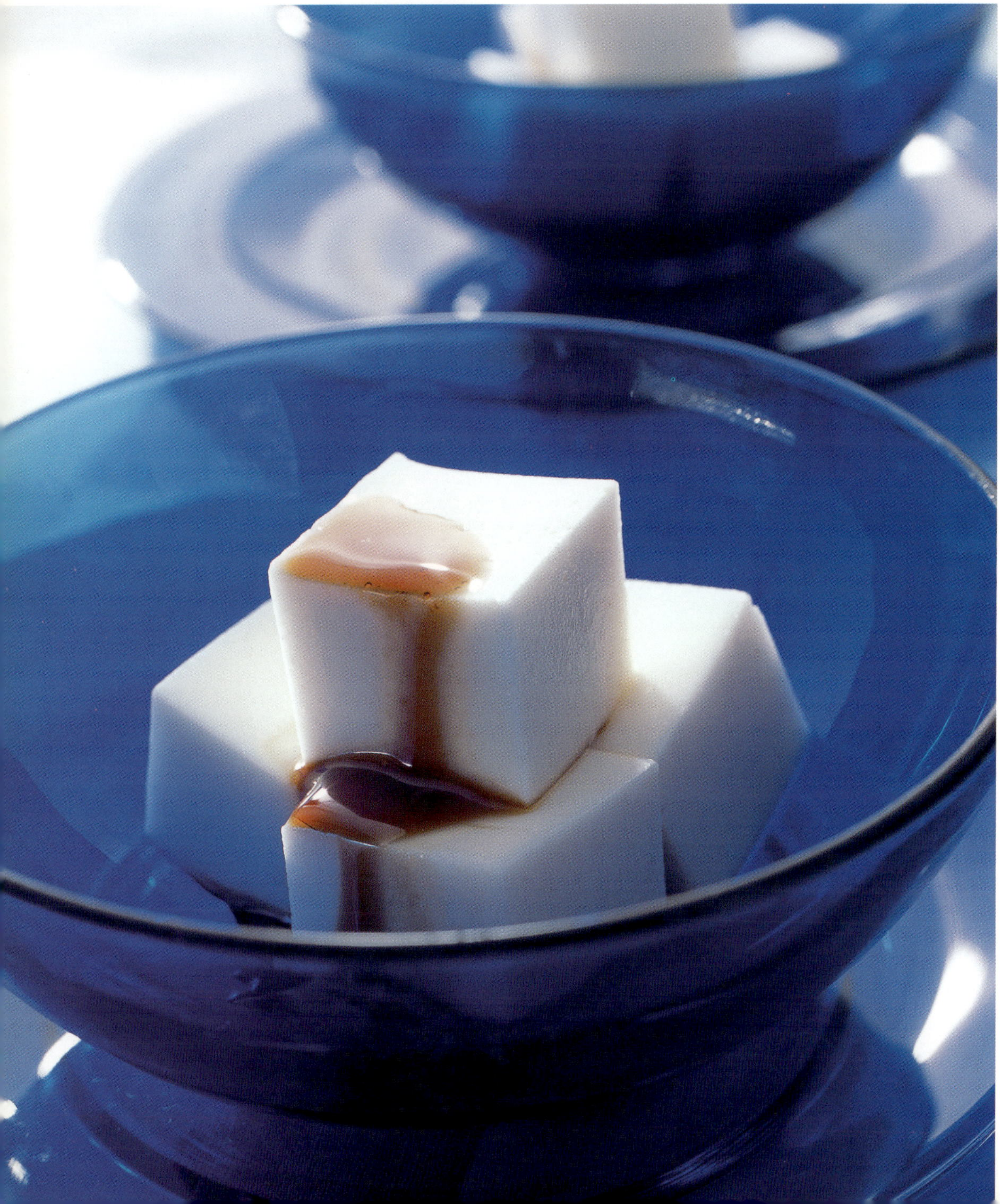

わが家の常備薬酒

中国で若返りの妙薬として親しまれている枸杞酒をはじめ、手軽に作れて薬効も話題性もある薬酒をレパートリーに加えてはいかが。深みのある色がきれいなので、リキュールグラスなどを用意しておもてなしにも。

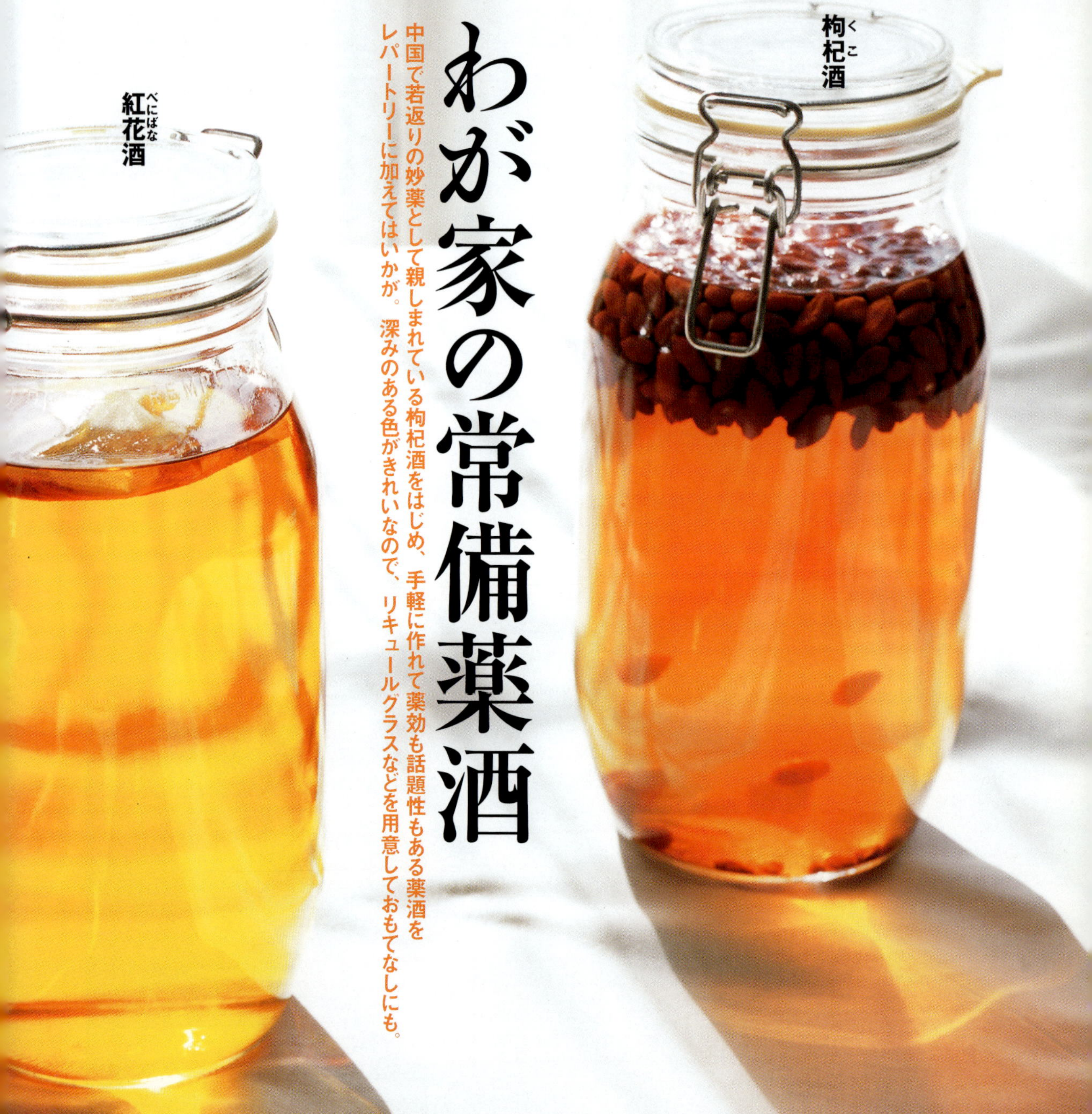

ここで紹介している薬酒は、どれも同じ方法で作れます。

枸杞《くこ》酒——枸杞100g

昔から若返りの妙薬として親しまれてきたものです。疲れやすい、腰や膝がだるい、目がかすむような人におすすめ。

紅花《べにばな》酒——紅花30g

紅花は山形県の特産品として昔から女性の口紅や染料に用いられてきました。血液の循環を改善し、古血を溶かすともいわれ、生理痛や冷え症のある人におすすめ。

さんざし酒——さんざし100g

胃液の分泌をよくし、肉や脂肪分の多いものの消化を促進する作用があるといわれています。肉料理の食前酒としておすすめ。

なつめ酒——なつめ100g

胃腸の働きを整え、気を補い、精神安定作用があるといわれています。疲れやすい人、寝つきの悪い人などにナイトキャップとしておすすめ。

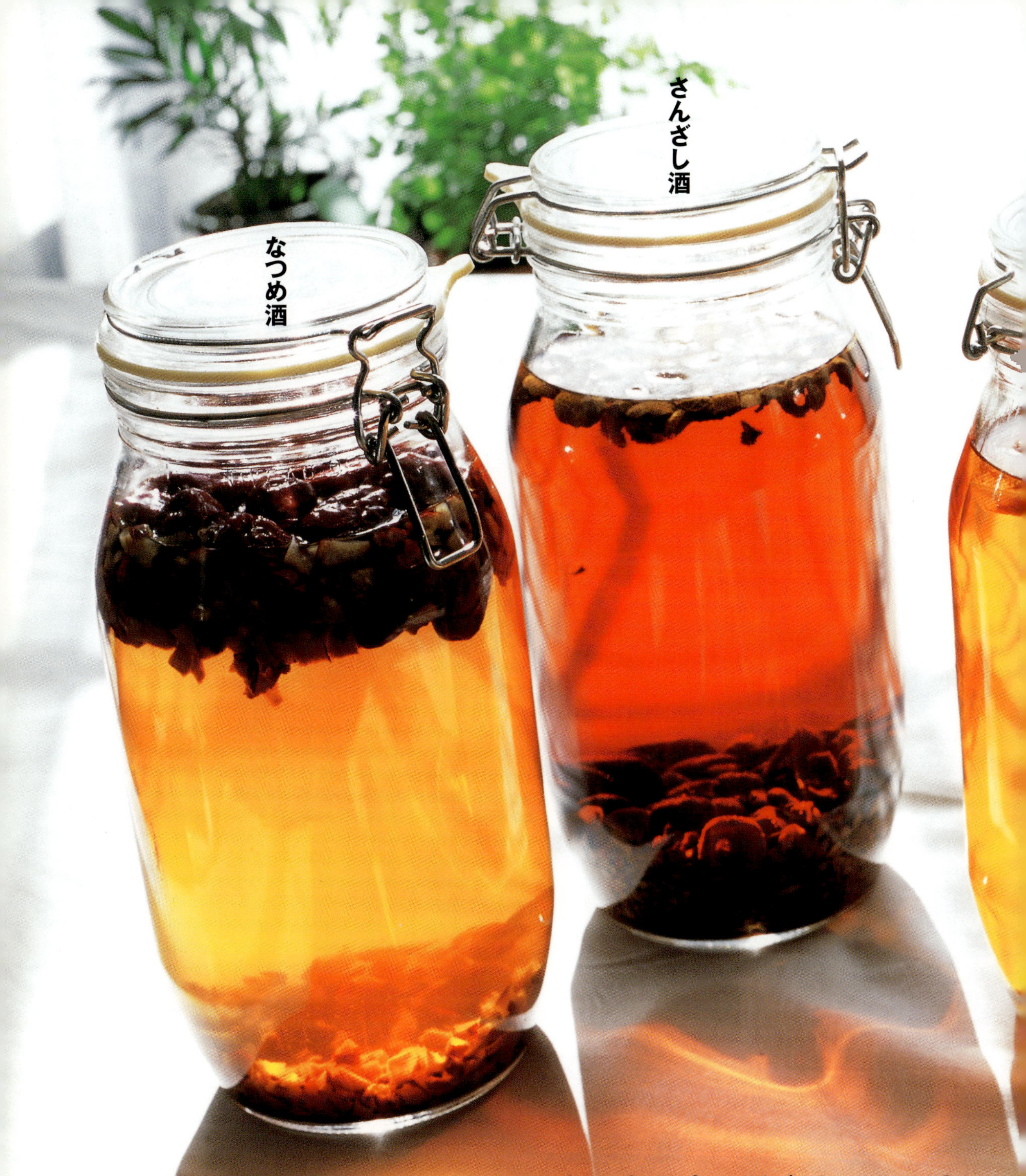

◉材料

25度の焼酎……1リットル

それぞれの食薬……100g

（紅花だけは30g）

◉作り方

1　食薬を容器に入れる。静かに酒を注ぎ、密閉して温度差の少ない涼しい場所において保存する。

2　ときどき容器を振って中身を混ぜながら約10日間おく。

3　酒をこす。この段階で飲んでもよい。

4　さらに熟成させて味をまろやかにしたい場合は、こした酒とひと握り分の食薬を再び容器にもどし、密閉して涼しい場所に保存する。約1か月間保存し再びこす。

◉ポイント

一回に飲む分量は30～50ccくらい。アルコール度数が高い場合は水や湯でうすめ、甘味を補う場合は、作るときには甘味を入れずに飲むときにはちみつなどを加えたほうがよい。

酒は百薬の長ともいわれるが少量を続けてこそ効果があるもの。効果を期待しすぎて多量にとったりすると逆効果にも。

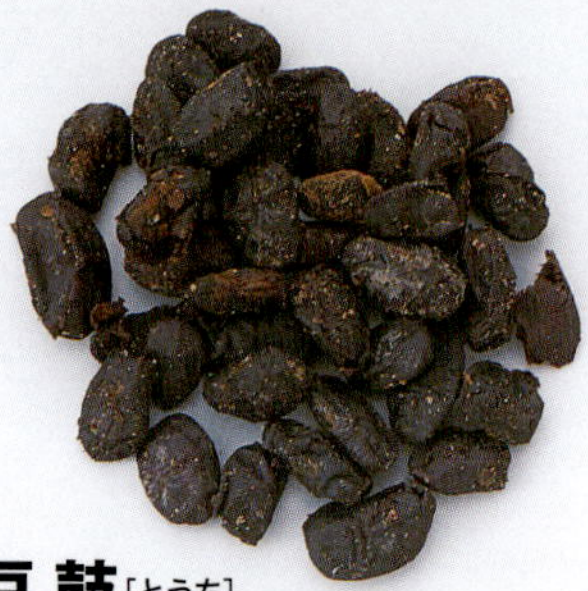

豆鼓[とうち]

苦/寒　一般的には調味料として使われているが、消化を助け、弱い発汗作用もあるので軽いかぜのときなどにも。

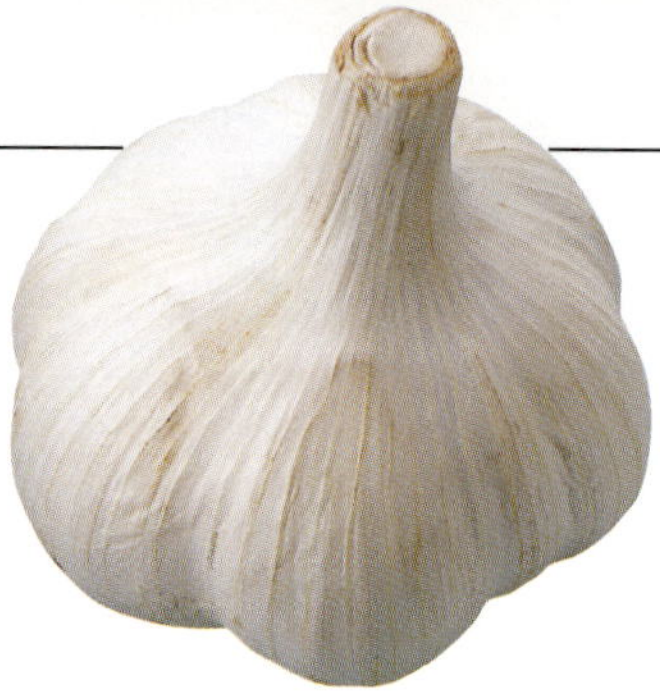

にんにく

辛/温　匂い成分のアリシンには抗菌、抗がん、免疫力を高める作用がある。からだを温めスタミナをつける。

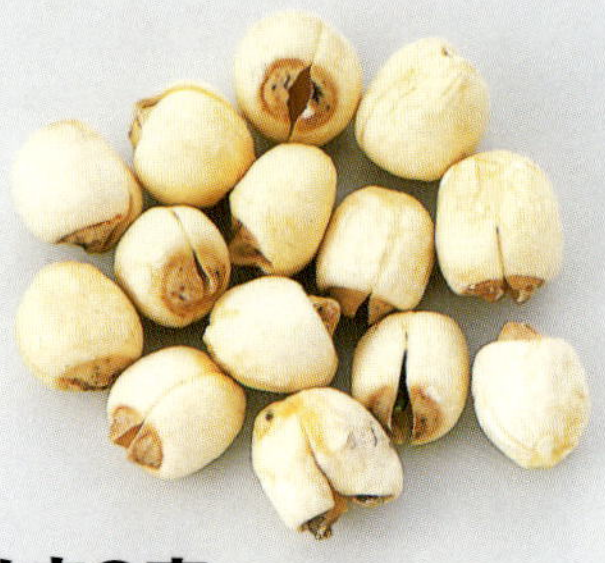

はすの実

甘苦/平　ビタミンB_1、B_6、ナイアシンなど腸の神経系に作用する成分を含む。常用すると軽い不眠症は改善するとも。

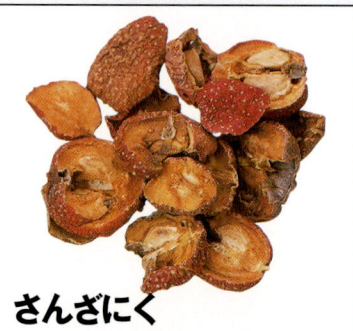

さんざにく

酸甘/微温　胃液の分泌を促進し消化を助ける。特に肉類の脂肪を溶かす作用や生理痛、産後の腹痛を改善する作用も。

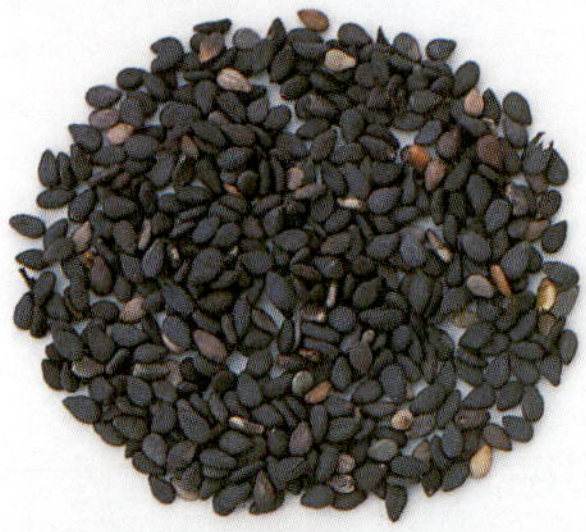

黒ごま

甘/平　機能成分としてのセサミンやビタミンEが多く、活性酸素を減少させる働きがある。また便通をよくする作用も。

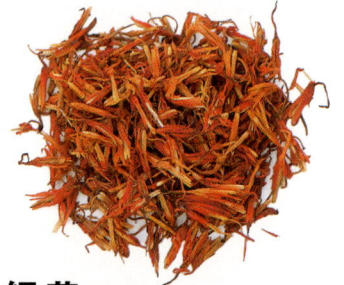

紅花[べにばな]

辛/温　血液の循環をよくし生理の異常や冷え性、皮膚のシミ、打撲傷など瘀血の症状をとり降コレステロール作用も。

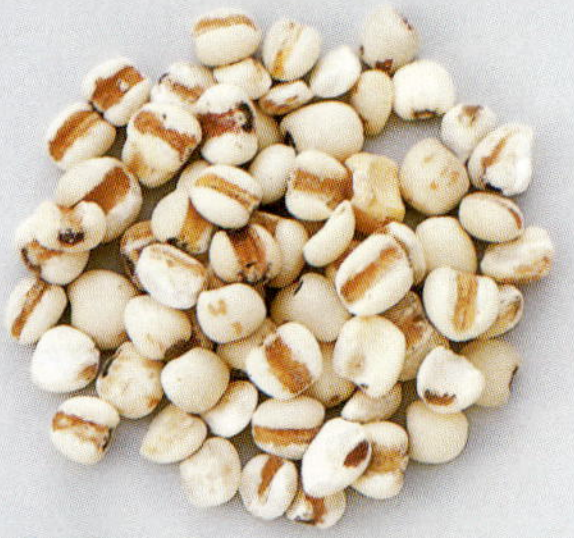

はと麦

甘/涼　含まれるたんぱく質は良質のアミノ酸が多く、カルシウムやビタミンB_1も多い。利尿作用や排膿作用も。

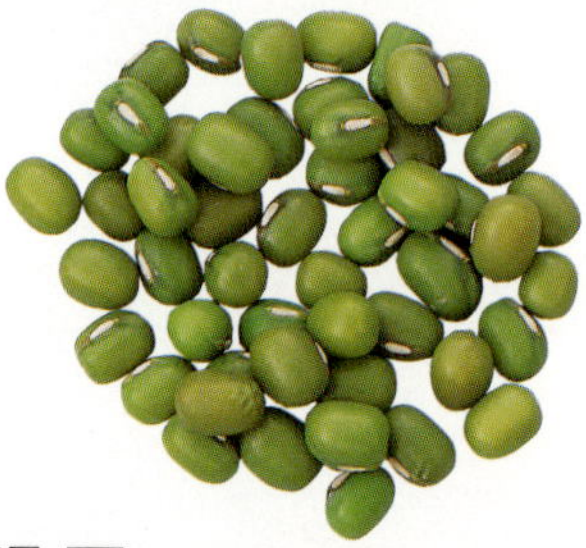

緑豆[りょくとう]

甘/涼　カリウムやグルタミン酸、アスパラギン酸が多い。からだの余分な熱をとり利尿する作用も。

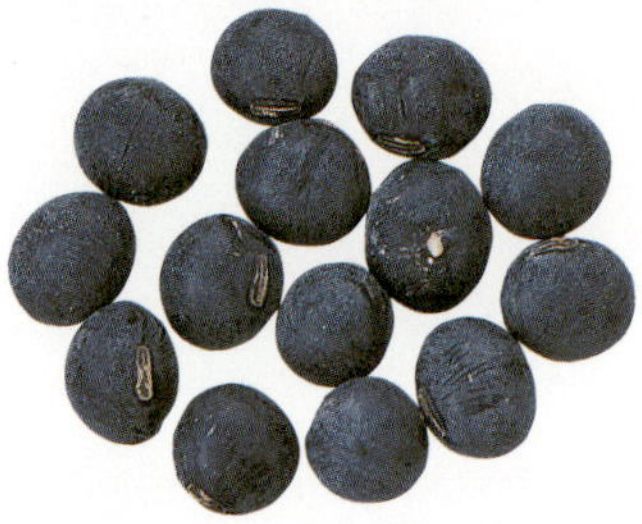

黒豆

甘/平　レシチンやリノール酸を含むので腸を活性化し血管の老化を防ぐ。皮の黒い色素には抗酸化作用も。

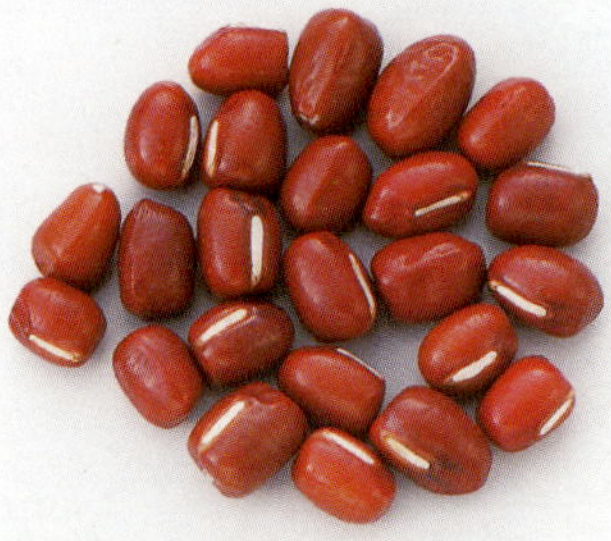

あずき

甘酸/平　サポニンが多く含まれ利尿作用がある。熱毒を除く働きもあるので炎症のあるときや二日酔いにもおすすめ。

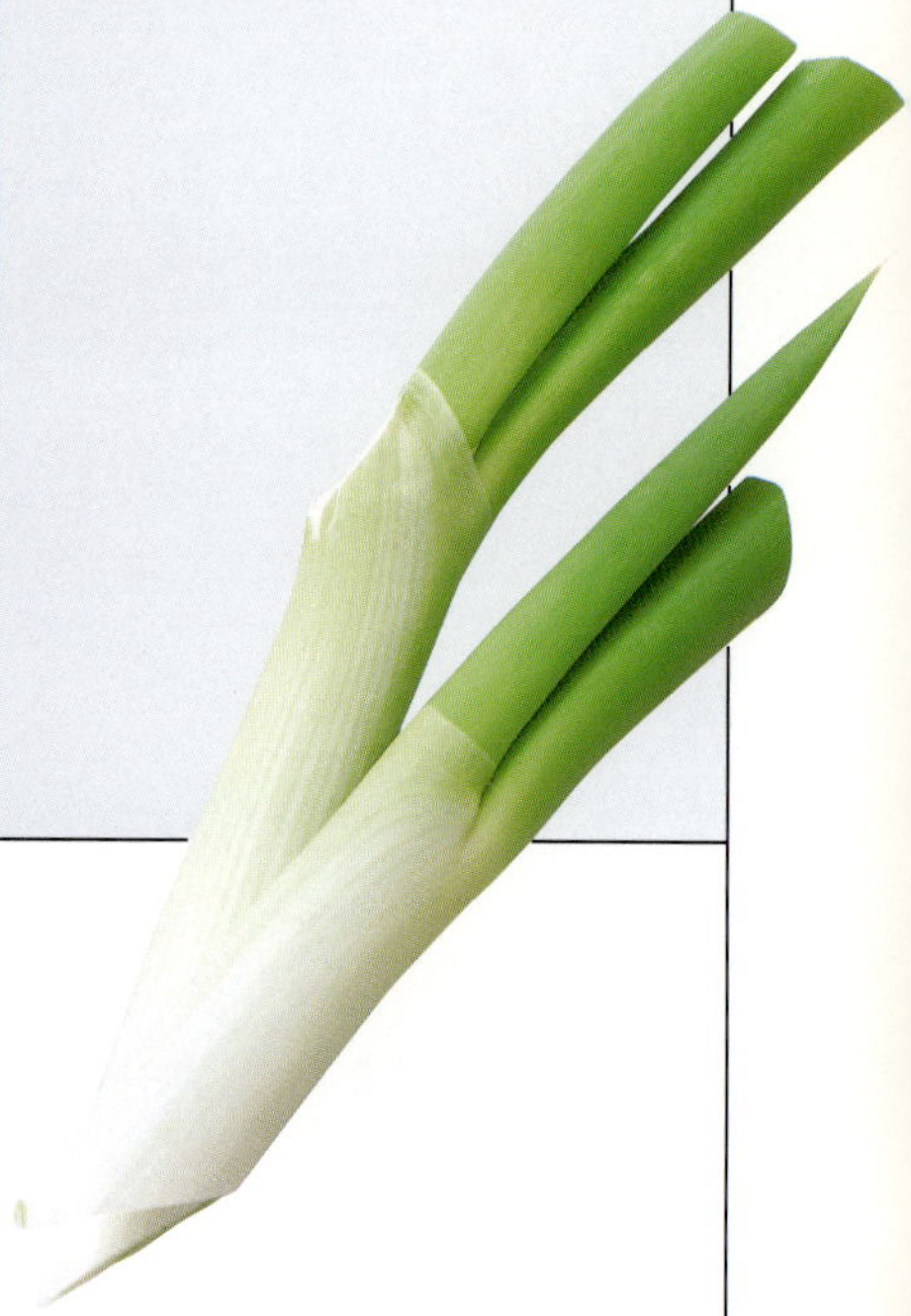

ねぎ

辛/温　からだを温め気の巡りをよくする。冷え性の予防やかぜの初期症状の改善に用いる。

家庭薬膳の主な食薬一覧

「食薬《しょくやく》」とは、最近使われだした新しい言葉。
食物でもあり生薬にも分類されているものを指します。
食薬の作用を考え、体調に合わせてとり入れましょう。

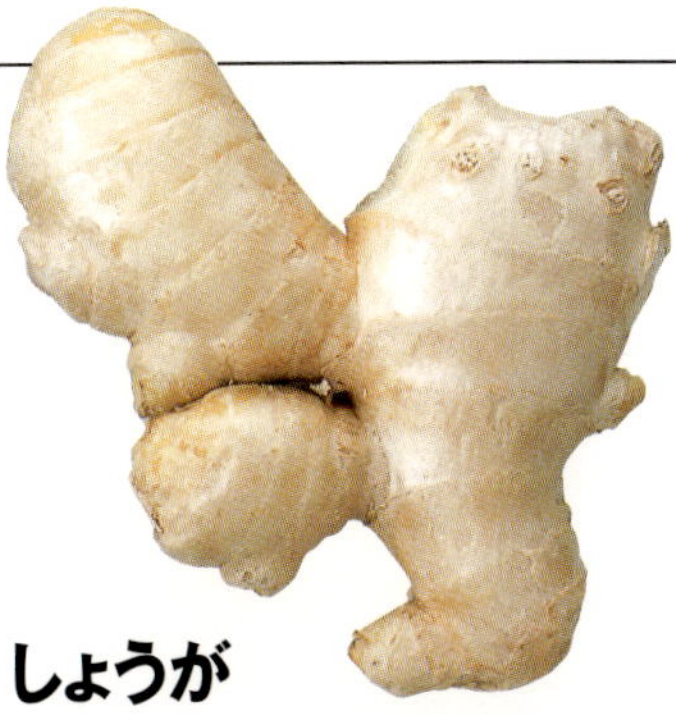

しょうが

辛／温　胃腸を温め吐き気を抑える。辛味成分のショウガオールやジンゲロンには発汗作用がある。とりすぎに注意。

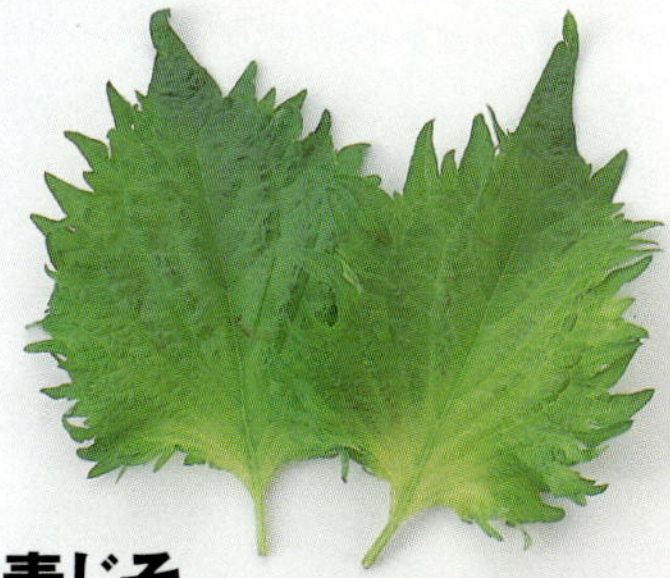

青じそ

辛／温　抗菌作用があるので刺身のツマなどに使われる。気の巡りをよくし胃腸の働きを整える。

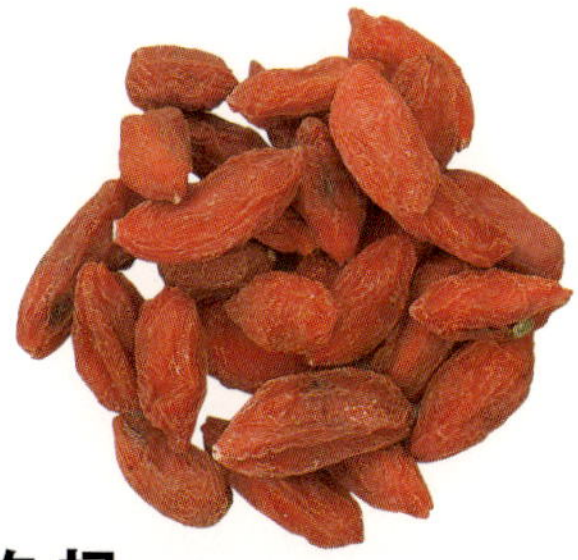

枸杞［くこ］

甘／平　アルカロイドやアミノ酸を含むので疲労を回復し、スタミナをつける。目のかすみや動脈硬化の予防にも。

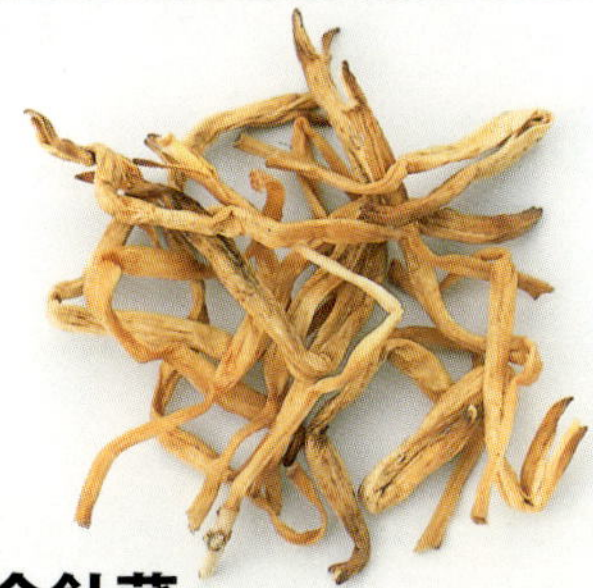

金針菜［きんしんさい］

甘／平　鉄分が豊富なので補血作用がある。もどし汁も有効活用したい。長く用いると気分のうつをとる作用も。

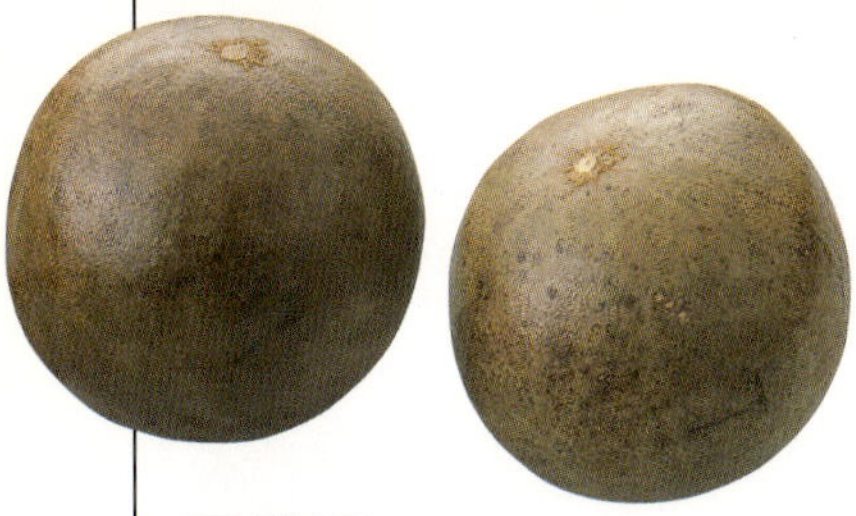

羅漢果［らかんか］

甘辛／涼　煎じ汁に活性酸素の抑制作用がある（抗酸化作用）。肺を潤し咳を止め痰を溶かすなどの作用も。

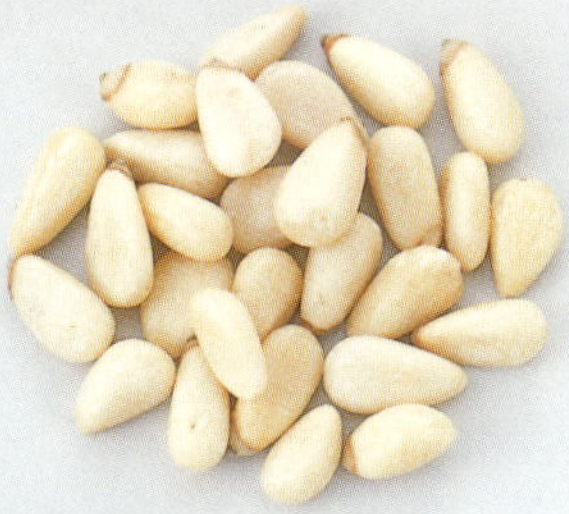

松の実

甘／温　ビタミンＥや不飽和脂肪酸が多い。肺や気管を潤しカラ咳を止める。長く用いてスタミナ増強、美肌効果。

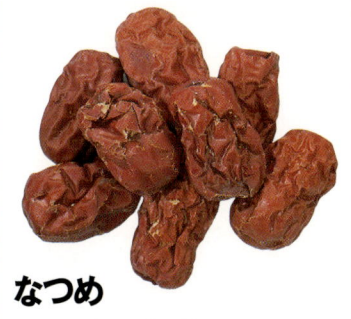

なつめ

甘／温　毛細血管を強くするビタミンDが多い。胃腸の働きを整え補気作用があり、血液を浄化し精神安定の作用も。

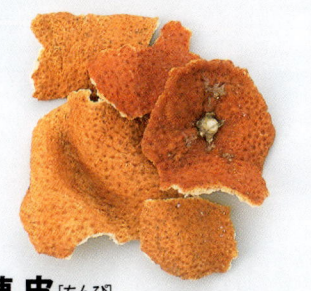

陳皮［ちんぴ］

辛苦／温　オーラプテンなどの香り成分が活性酸素を抑える。胃腸の働きを整え、体内の「湿」をとる作用も。

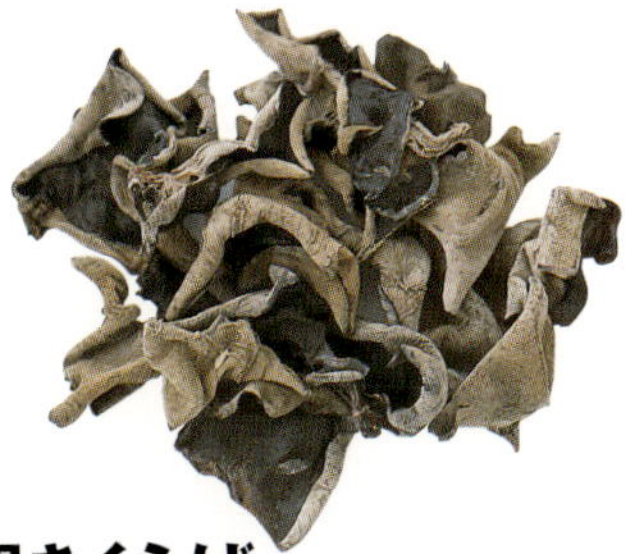

黒きくらげ

甘／平　他のきのこ類と比べると鉄分やカルシウムが多い。血液を浄化しコレステロールを下げ、動脈硬化の予防にも。

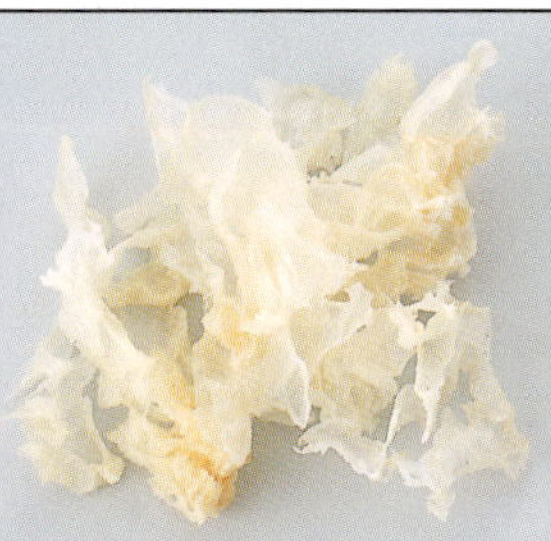

白きくらげ

甘／平　ビタミンDは黒きくらげと同じだが、食物繊維は黒より多い。肺を潤し、美肌効果も。

この本に納めた薬膳を作るときに便利な食材をセットにしました。ぜひ、お役立てください。

薬膳をはじめよう！

［食材一覧］

	容量(g)
❶黒きくらげ	60
❷白きくらげ	30
❸金針菜《きんしんさい》	160
❹はと麦	250
❺なつめ	100
❻紅花《べにばな》	30
❼はすの実	150
❽枸杞《くこ》	150
❾さんざにく	80
❿松の実	50

お問い合わせ・ご注文は右記へ。
地方発送いたします。

ウスイ薬局

〒165−0027 東京都中野区野方5−31−8
Tel&Fax 03−3339−0558

内容見本（自然物のため、写真の形状と若干異なる場合があります）

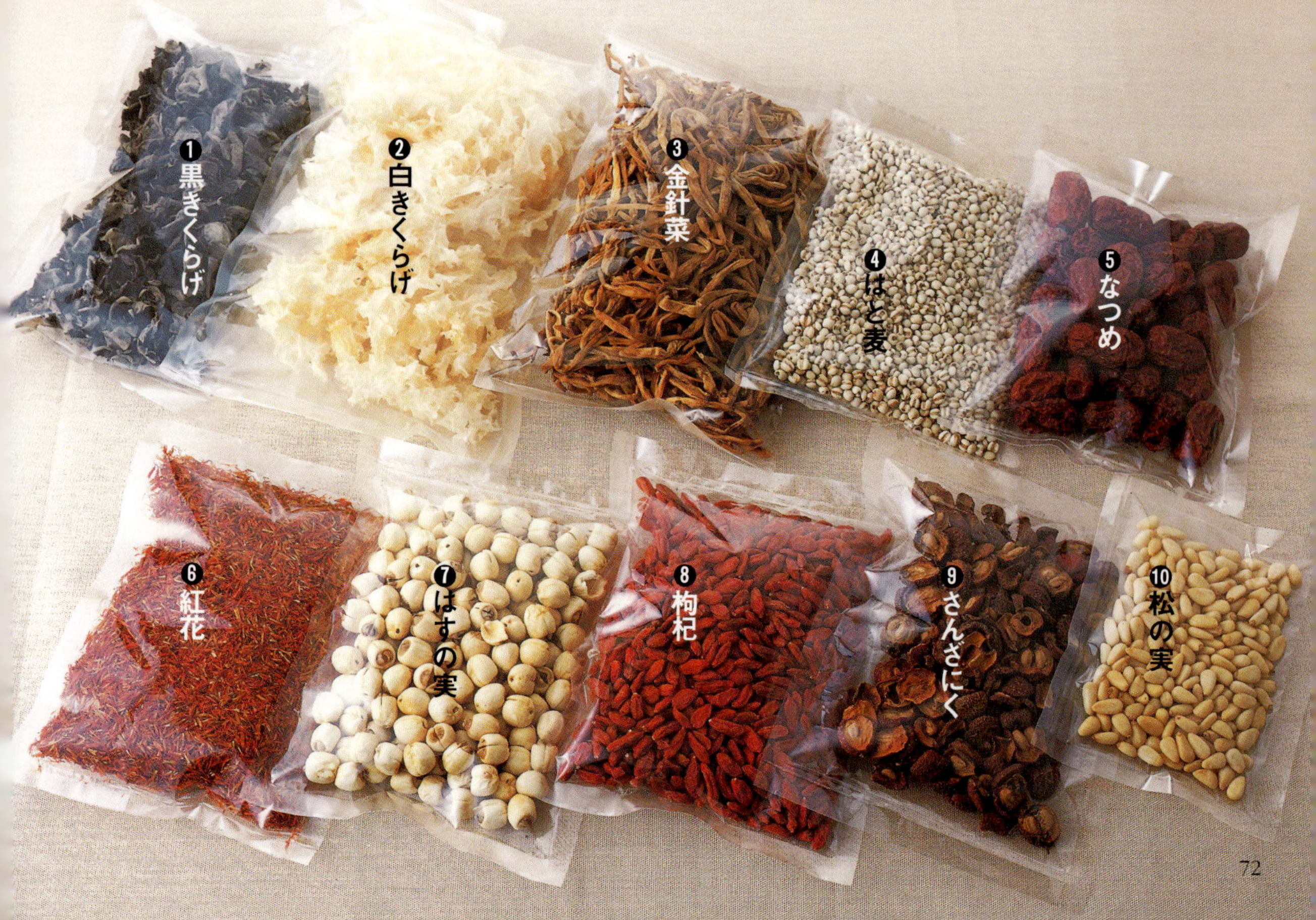

❶黒きくらげ
❷白きくらげ
❸金針菜
❹はと麦
❺なつめ
❻紅花
❼はすの実
❽枸杞
❾さんざにく
❿松の実

理論編

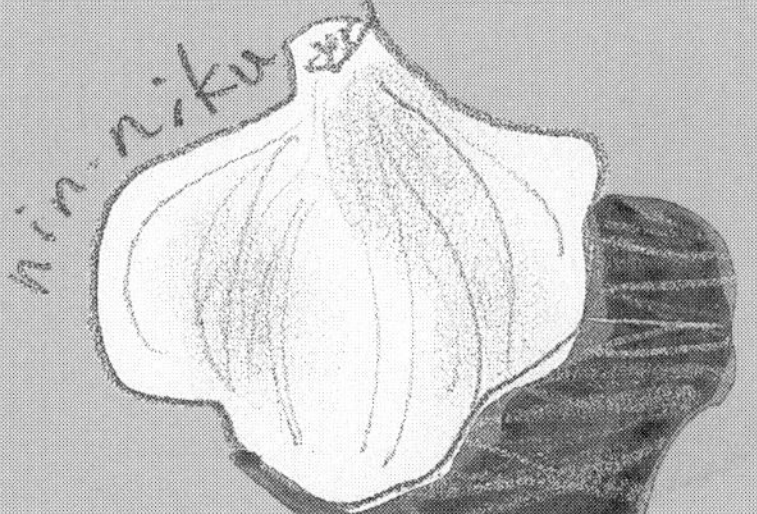

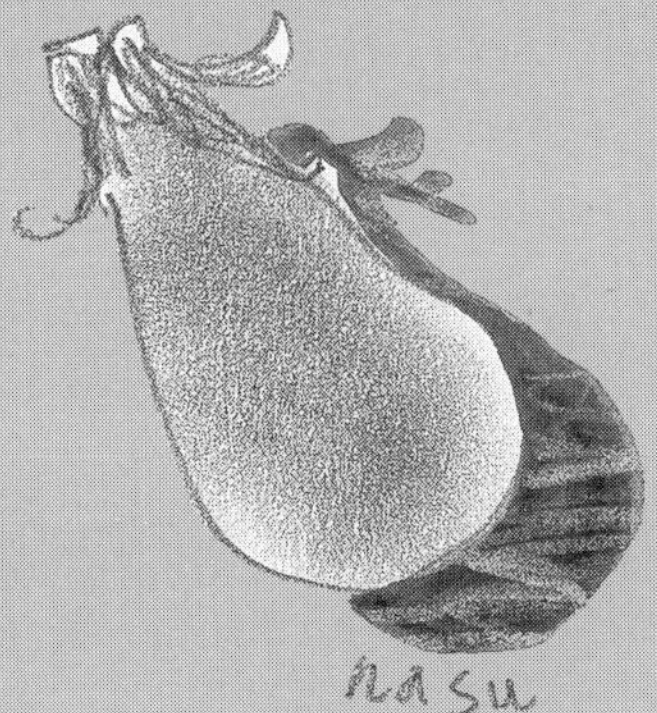

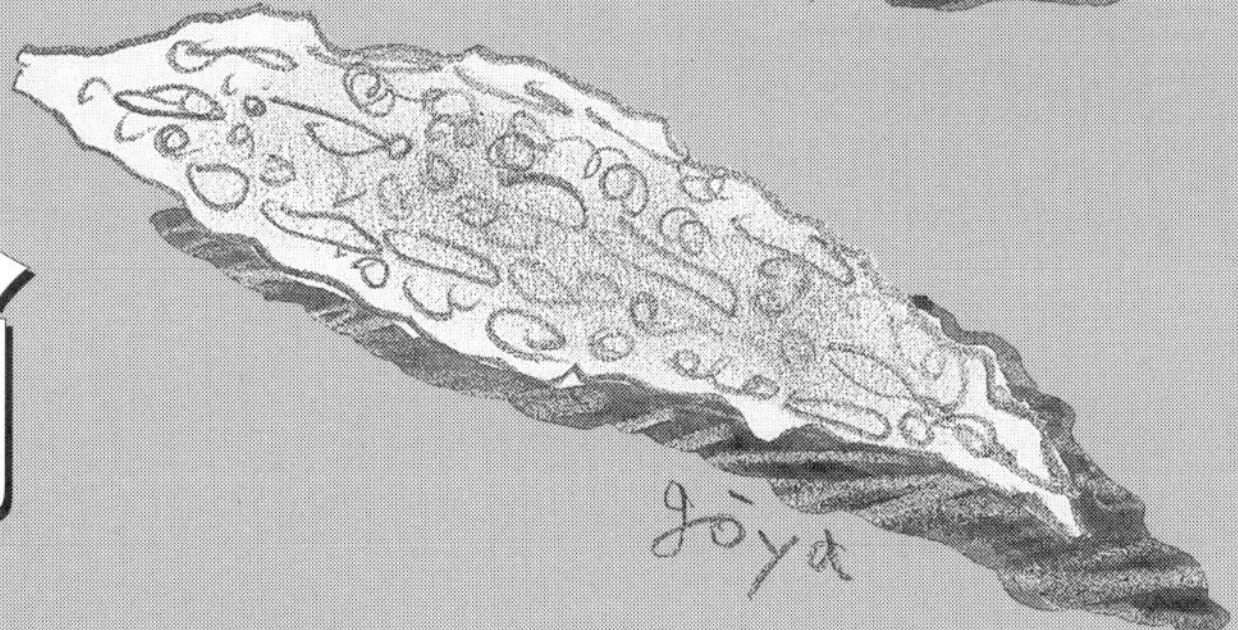

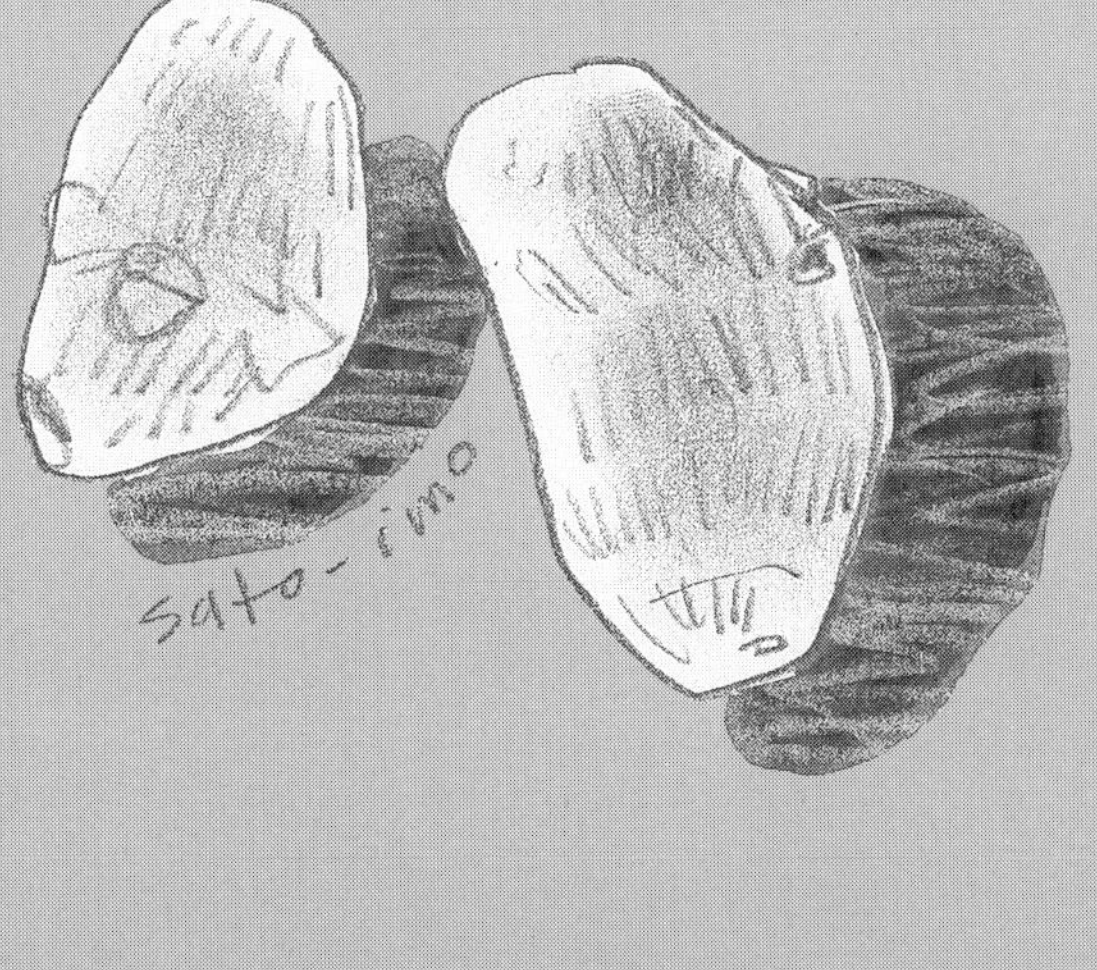

「薬」から「食」へのステップ
いま、あなたに「和の薬膳」をおすすめするわけ。

土橋よみ子

「未病」はからだのシグナル。

いま、なぜ「薬膳」なのでしょうか?

日本は久しく飽食の時代といわれています。デパートやスーパーの食品売場には世界各国の食品や酒、彩りのよい総菜や弁当などがたくさん並んでいます。買って帰れば料理をする手間もなく、すぐ食べられる便利さです。

そして日本は世界一の長寿国の地位を保ち続けていますが、その中身はどうでしょうか? 寿命は延びているためかがんや心臓病、糖尿病などの食生活と関係のある生活習慣病は増え続けており、若いうちから「疲れやすく根気がない、気分のふさぎ、肩こり、不眠、冷え性」などの不快な症状に悩んでいる人も増加しています。病院で検査をしても数値上は異常がみられないのに体調がよくないのです。

中国医学（略して中医学）的にみると、実はこの不快な症状はからだがバランスを崩したときに発するシグナルなのです。この半健康な状態を「未病」と呼んでいます。中医学は長い歴史と経験を積む中で「いかにして大きな病に至らせずに、未病のときに治療するか」を研究してきた医学なのです。

薬で治すより、食で予防する。

中国に伝えられている健康思想に「薬食同源」があります。これは健康を維持するうえでは薬も食物も同じである、つまり食物にも薬と同じ作用があるという意味ですから、薬を分類するのと同じ方法で食物の性質、作用が分類されています。その歴史は古く、紀元前五世紀の周の時代には毎日の体調を診断して食事を作る医者がいました。主に皇帝や高級官僚の食事のレシピを作る医者で食医と称し、医者の中では最高の位でした。

唐の時代の医者で、のちに薬王とまでいわれた孫思邈は、食事療法の本を書く動機を「健康でいるためには薬よりも食事のほうが大切。薬は

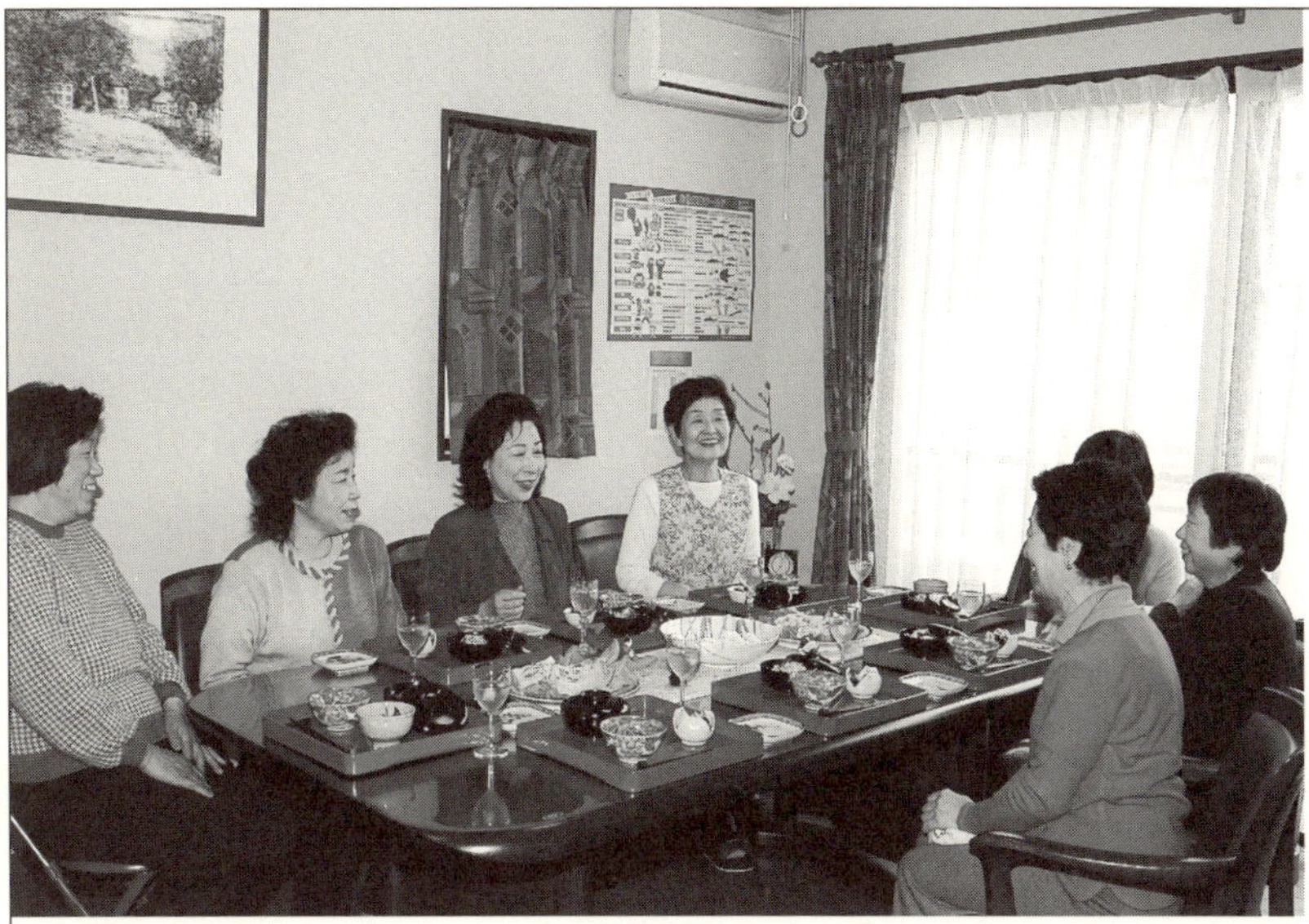

理論と実践のバランスのとれた薬膳指導者を養成（中央が著者）。

飲めば効くが内臓をいためて別の病気を引き起こす。生きるためにとる食物もその性質を知らずにとっていると病を招く。人はそのことを知らず。余は嘆いて筆をとった。医者たるものは病気の原因を洞察し、まず『食』をもってこれを治すべきで、それがだめなときに薬を使うべきである」と説いています。

そして、中国では「未病」のときに食をもって病の芽を摘みとることのできる医者を、上工（名医）と呼んだのです。

現代は自分で自分の健康を創る時代。「薬で治す」から「食事のとり方で予防する」時代です。ただ単においしさのみを求めて食事をするのではなく、からだの発する声を聞き、自分のからだが必要としている食物を選んで調理して食べる。しかもおいしく！

この食のシステムが「薬膳」です。

「和の薬膳」でからだを心地よく。

中医学では、自然環境の変化がからだに及ぼす影響も注意深く観察しています。

たとえば春から夏にかけて暖かくなると、からだの「気血」は体表に向かって流れ、汗をかいて体温を調節します。また秋から冬には気血の流れは内に向かい、毛穴は閉じ、尿の量が増えます。

私たちは季節の変化に合わせて衣替えをし、からだが環境の変化に適応しやすくします。このときに衣服だけでなく食物も季節に合わせて選びかえていくと、からだは心地よい状態を維持できるのです。そこに季節の食物（旬のもの）をいただく意味もあるのです。

中国の薬膳には漢方薬がたくさん使われているものが多く、日本人には敬遠されがちですが、私は中国直輸入の薬膳ではなく、中医学の理論を使って日本人の口に合うように工夫した「和の薬膳」を提唱しています。

この本の料理や中医学の考え方におつき合いいただくことで、あなたの関心が、ご自身のからだや季節の変化、そして食物の性質などに向き、薬膳的な食生活を実践していただくことにより、日々の生活がより軽やかになると信じています。

中医学の診断法

現在のような検査機器のない時代に中医学ではどのようにして病状を判断したのでしょうか。現代の中医学でも使われている診断法の基礎を紹介します。

四診

現代西洋医学による健康状態は、血液や尿、血圧などの検査値によって判定され、医師も内科、外科、婦人科、精神科など専門分野に分かれています。

中医学では人のからだは有機的に関連しあう一つの整体とみなしていますから、1人の医師が肉体から精神状態までトータルにみます。

からだはバランスを崩すと種々な情報を発します。それを望・聞・問・切の四つの方法で集めて総合的に診断します。

❶望診——眼でみる方法

顔の色つや、皮膚の状態、分泌物、精神状態に至るまで、つぶさに観察して情報を集めます。その中に舌を細かく観察する「舌診」という方法があります。舌を「舌質」と「苔」とに分けてみますが、舌質には血液や体液の状態が反映されます。淡いピンク色は正常ですが、貧血傾向にあれば白っぽく、血液の循環が悪いと紫がかってきます。舌の苔もからだに熱があると黄色味を帯び、冷えがあると白くなってきます。また、水分が過剰にたまると舌の外側に歯の形がつきます（歯痕）。このように舌をみて症状の分析に役立てるのは、中医学独特の方法です。

❷聞診——耳と鼻を使う方法

患者の声の大きさや発音、咳や口臭、排泄物の匂いなどを調べます。呼吸のしかたで肺の機能を推測することもできますし、口臭や大小便の匂いから胃熱や飲酒の習慣、糖尿などの有無を推測することができます。

❸問診——問答をする方法

患者やその家族から病歴や職業、性別、年齢などの一般的なことがらをはじめ、寒いか熱いか、食欲、聴力、味覚、生理の有無、大小便の状態、汗をかくか否か、睡眠などの自覚症状を聞き出します。

❹切診——触ってみる方法

皮膚や手足、胸膜部、背部などを触ってみます。特に中医学では脈の状態を細かく分析して、それからからだの状態をよみとる「脈診」が発達しています。西洋医学の医師が脈をとるのは脈拍数をみているのですが、それとは違います。主に両手の動脈をみるのです。拍動する力の強弱やリズム、血流の状態や拍動の長短などから内臓や気血の流れの微妙な変化をよみとります。これをマスターするにはかなりの訓練が必要とされます。舌診と同様、中医学の得意な診断法です。

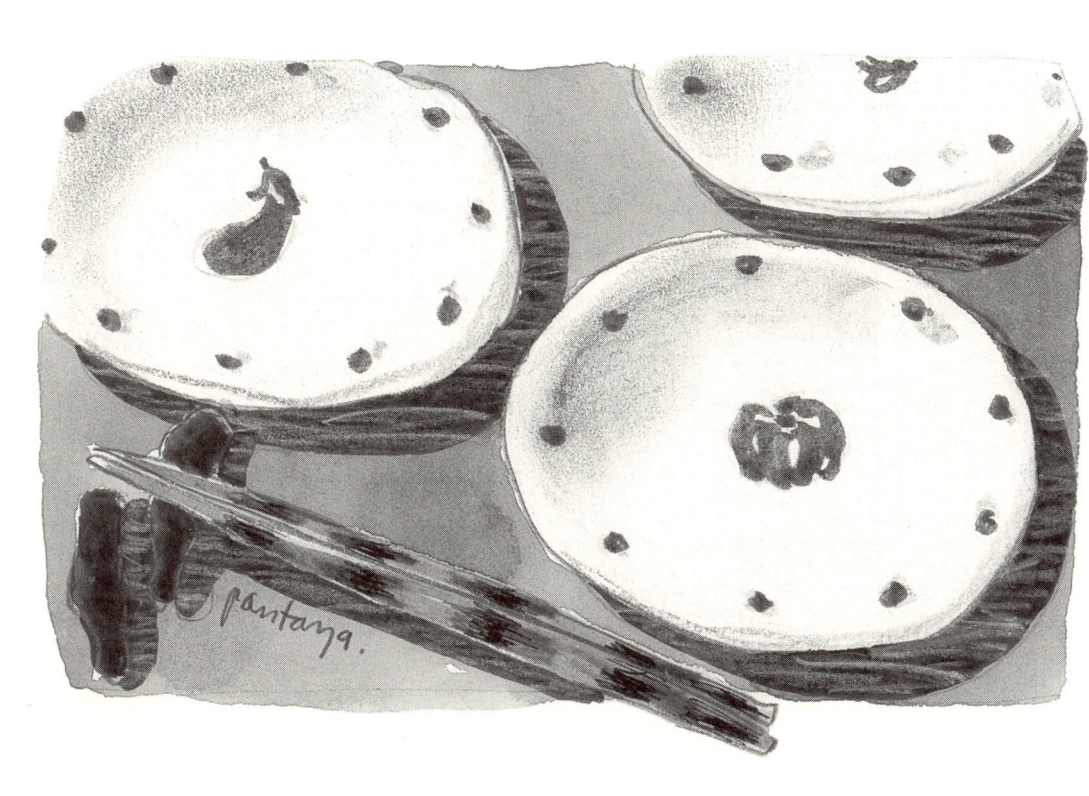

弁証論治

四診で集めた情報から、病気の原因を探り、治療方法を選び、薬を選ぶまでのプロセスを弁証論治といいます。弁証法には、八綱弁証、気・血・津液弁証、六淫弁証、臓腑弁証など、いろいろありますが、この本で紹介した料理は、これらの弁証方法を応用して家庭でも作れるようにした薬膳です。

八綱弁証

四診で得られた情報を八の証候に分けてみる、もっともポピュラーな弁証法です。

❶寒・熱

寒熱のバランス（16ページ）で紹介した方法です。からだの発するサインを寒性と熱性とに分類し、病気の性質をみます。

❷虚・実

ここでは病気の勢いと、からだの抵抗力をみます。

からだの抵抗力（正気）が不足して、疲れやすい、息切れするなどの症状が出ているものを「虚証」といいます。気が不足すると気虚に、血が不足すれば血虚になります。「実証」とは、からだが外邪を受けるか、代謝がとどこおったため、体内に停滞物がたまった状態をいいます。

治療としては、「虚」は補う補法で、「実」は体内の不要物を出す瀉法《しゃほう》で行われます。

❸表・裏

病位の深さをみる方法です。皮膚や粘膜・筋肉など、からだの表に近い部分であれば「表証」となり、内臓であれば「裏証」となります。

この寒熱、虚実、表裏を陰と陽に分けると、次のようになります。

陰……寒　虚　裏
陽……熱　実　表

陰には、寒、虚、裏が属し、陽には、熱、実、表が属します。

八綱とは、寒熱、虚実、表裏の六綱に陰と陽を加えたもので、総綱といいます。

からだのしくみ

気・血・津液

組織や器官が生理活動を行うための物質的な基礎となります。気の作用でからだが温まると血の循環がよくなり、津液の生成を助けるというように、三つの物質は密接にかかわっています。

中医学には、からだのしくみを気・血・津液の三つの要素で考える方法があります。

気

元気、やる気、気力などのように、「気」のつく言葉は日常たくさん使われています。

「気」を一言で説明するのは難しいのですが、生命活動の原動力となるエネルギーといってもいいでしょう。

「気」は食物の栄養素（精微物質）や空気中の酸素（清気）を元に作られ、からだの中をくまなく巡り、生命活動を支えているのですが、中医学の「気」とは人体のいろいろな生理機能そのものを指しています。主な働きは、次のとおりです。

❶推動作用

成長や発育、血液の循環や体液の配布、物質代謝などを促進します。

❷温養作用

からだを温め、体温を維持しエネルギー代謝を高めます。

❸防御作用

皮膚や粘膜を保護し、からだの抵抗力を高めます。

❹古摂作用

血液が血管から漏れないように、また、汗や尿なども必要以上に漏れ出ないようにコントロールします。

❺気化作用

ある物質を別の物質に変化させる働きです。津液が汗や尿に変わるのは、気化されるため。

これらの気の作用の衰えが「気虚」であり、気の運行が停滞した状態が「気滞」です。

血《けつ》

「血」とは、血管の中を流れる血液のことと理解してもいいと思いますが、中医学には西洋医学のように血清や血小板、赤血球、白血球などの細かい分類はありません。ただし「血」には血液だけではなく、その栄養作用までが含まれます。

「血」も気と同様に、食物の栄養素などから作られ、絶えず補充されています。

❶栄養滋潤作用

血は気の力を借りて全身を巡り、栄養素やホルモンなどを運び、組織を活性化します。

血の栄養作用が不足した状態が「血虚」ですが、それに伴って皮膚や髪のカサつきなどからだの潤いもなくなってきます。

また、「血瘀」になると、肌の黒ずみや、刺すような痛みが出てきます。

❷安神作用

精神を安定させることを、中医学では「安神」といいます。脳は血によって養われており、血液の内容がよくてとどこおりがなければ、精神は安定します。

中医学では、長い臨床経験から、血と脳（神）との密接な関係を「血は神気なり」と表現しており、血虚や血瘀では精神活動に影響が出やすくなるとみています。集中力がない、怒りっぽい、精神不安などはその症状とみなします。

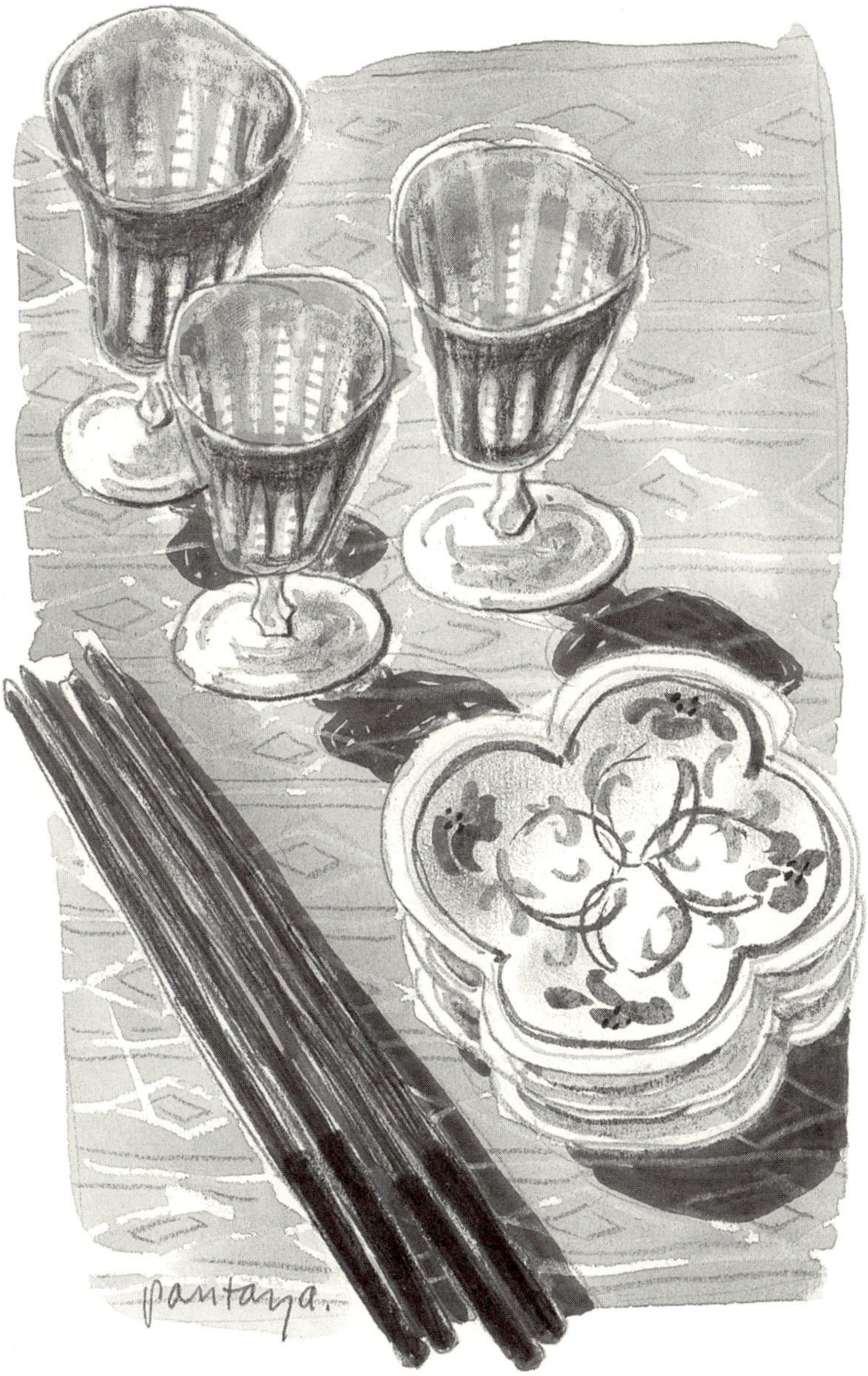

津液《しんえき》

「津液」とは、体内の正常な水液の総称です。細胞内液、外液はもとより、消化液や関節腔液、涙、汗、尿などまで含まれます。

「津液」もまた飲食物が消化されてできる水液成分によって作られます。気によって全身に配布されますが、一部は血の中に入って血の成分にもなります。

❶滋潤作用

津液には肌や筋肉、関節を潤す、便通をよくするなどの働きがあります。

津液の潤す作用が不足すると、皮膚の乾燥や喉の渇きなどがみられます。また、過労や老化現象などにより、津液の不足から血の不足へと進行し、虚熱を伴った状態を「陰虚」といいます。

津液の代謝がとどこおり、うまく排出されずにいろいろな部位に停滞した状態は、「湿」や「痰」と呼ばれています（症状などは30ページ参照）。

五臓と六腑

からだ全体のバランスを重視する中医学では、内臓についても独特の考え方を持っています。生理効能を中心として五臓と六腑をとらえるので、同じ名称を使っても現代の解剖学と異なる部分もあります。

五臓とは

五臓とは、心・肺・脾・肝・腎の五つの「臓」を指しています。西洋医学と同じ漢字が当てられてはいますが、働きは同じではありません。

西洋医学の臓は、解剖学的なひとつの臓器を指しているのに対して、中医学の臓は、その一連の生理機能までを含みます。ここは中医学より先に西洋医学を学んだ人には、混乱するところでもあります。

六腑とは

「六腑」とは、胃・小腸・大腸・膀胱・胆と三焦のことです。三焦は中医学独特の概念で、からだを上・中・下の三つ（三焦）に分け、気と水液の通り道とされていますが、実在の腑ではありません。

六腑は、三焦を除くと、胃から大腸、膀胱まで、ひと連なりになっており、中が空で、この中を食物が通り、消化、吸収され残りは排泄されます。

六腑の主な働きは、からだに必要な物質と、不必要な物質とを分けて、必要なものを五臓に受け渡し、不必要なものは体外に排泄することです。これに対して五臓は、六腑が作り出した栄養素などの精微物質を原料にして気・血・津液などを作り、貯蔵します。

中医学では特定の臓と腑は、「経絡」によってつながり、密接に関連し合うと考えられています。

経絡とは、体表から内臓までをつなぐ気血の運行通路で、つぼ（経穴）はその上にあります。

心は小腸と、肺は大腸と、脾は胃と、肝は胆と、腎は膀胱と経絡でつながっており、生理上も病理上も互いに影響を及ぼし合います。

五臓の主な働きを中心にみてみましょう。

心《しん》

「心」には血液を循環させる心臓本来の働きのほかに、大脳の働きまでが含まれています。

❶心は血脈をつかさどる。

血液は心臓の拍動を原動力として血管の中を進行し、全身へ栄養素などを運びます。血の循環がスムーズであれば顔の色つやもよく活き活きしていますが、血流がとどこおると、顔色も冴えなくなり、瘀血などの症状が出てきます。

❷心は神志をつかさどる。

「神志」とは精神、情緒活動を指しています。脳は血液によって養われており、栄養不足や血液の循環にとどこおりがあると不眠、多夢、健忘などの症状が出てきます。

精神を安定させるには、血液の内容がよく、流れもスムーズであることが条件となります。

肺

「肺」には呼吸作用だけでなく、水液代謝、体温調節、免疫作用などまで含まれます。

❶肺は気をつかさどる。

肺は呼吸作用を通じて外から清気（酸素）をとり込み、食物から作った水穀の精微（栄養素など）と結合させて新しい気を作り、全身に送ります。

気の運動は、肺に管理されています。このため「肺気」が弱くなると、呼吸器系の症状が出るだけでなく、気の不足など全身的な症状となり、疲れやすく抵抗力が減退してきます。

脾《ひ》

「脾」とは消化器系全般の働きを指しています。西洋医学の脾臓とは一致しません。

山で出会った山薬《シャンヤオ》（じねんじょ）が、敗走軍復活のパワーに。

中国で各地に諸侯が割拠していた頃の話です。諸侯は互いに戦をしかけ、自分の領地を広げることに夢中でした。

ある戦で、敗北した国の兵士たちが2000～3000人ほど山奥へ逃げ込み、それを攻撃軍は二重、三重に包囲しました。その状態のまま１年がたちました。兵も馬も餓死したと思われる頃のある夜、山からたくましい兵士たちが敵の陣地めがけてなだれ込んできました。勝ち戦に酔いしれていた攻撃軍は狼狽し、敗退しました。山にこもった兵士たちは、全員が心をひとつにして戦い、やがて失った土地を見事に奪い返しました。

山にこもっていた兵士たちは、１年間ある植物の根を「山遇《シャンユイ》」と呼んで食べ、その茎や葉を馬に与えていました。山遇《シャンユイ》には、兵と馬の食料がなくて困っていたとき、「山の中で出会ったもの」という意味がこめられています。

その後、山遇《シャンユイ》は穀物の代わりにするほか、消化器系統の機能を整え、肺や腎臓に養分を与えてくれるということもわかり、山薬《シャンヤオ》という名で薬として使われるようになったということです。

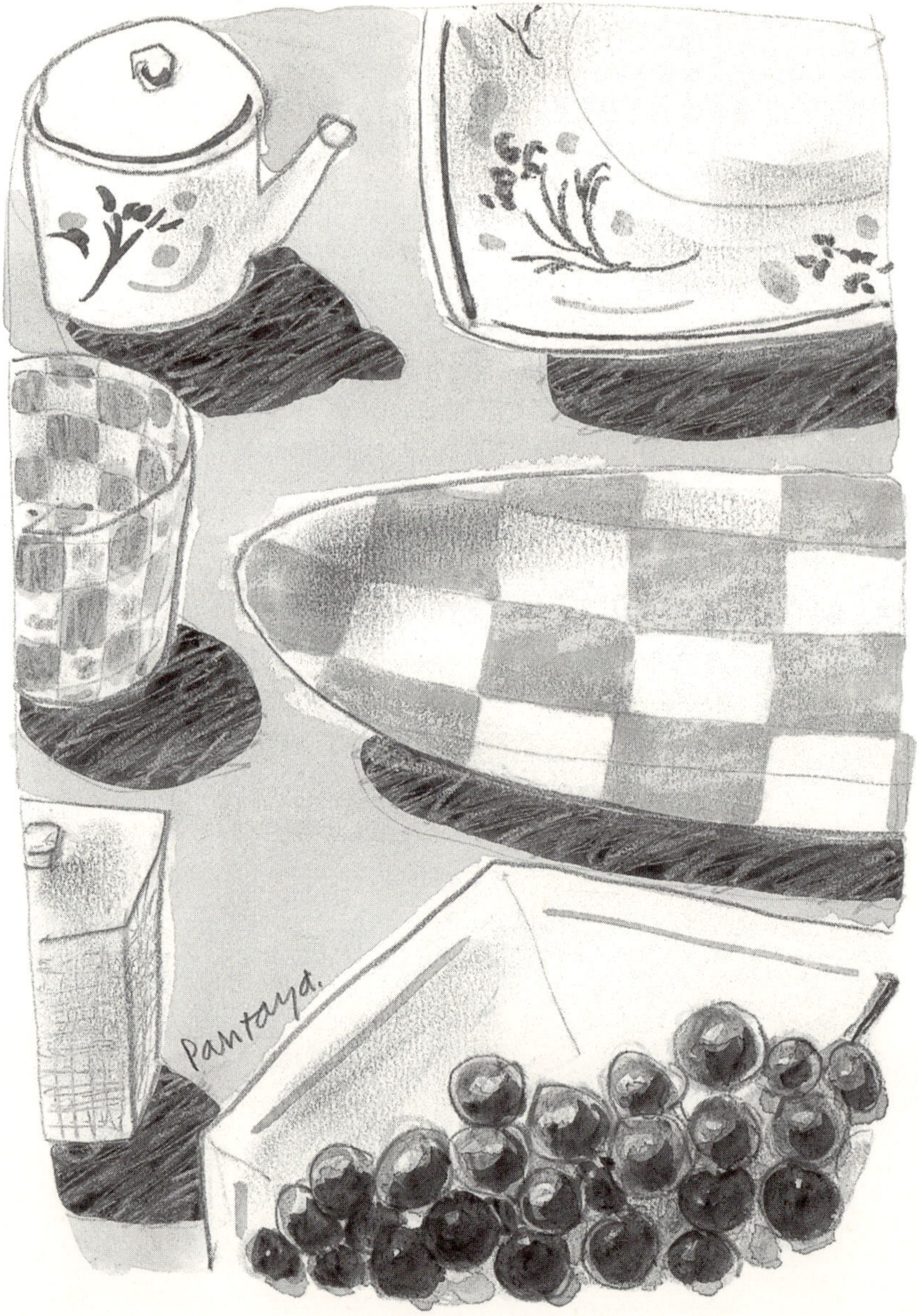

❶脾は運化をつかさどる。

「運化」とは飲食物を水穀の精微物質に変化させて、必要な臓腑に運ぶことをいいます。

腎を先天の本と表現するのに対して「脾は後天の本」といいますが、これは脾が生命活動の基本となる気・血・津液を運化によって作り出すことを指しているのです。

脾の運化機能が弱くなると、精微物質を作って全身に運ぶ作用が弱まります。

気・血・津液も充分に補充できず、水液代謝もとどこおり、湿をため、下痢やむくみを生じやすくなります。

脾と肺の働きが弱くなると、気虚の症状が出てきます。

肝

肝臓の働きのほかに、自律神経系や情緒に関する中枢神経系の働きまで含まれます。

❶肝は血を蔵す。

肝臓は、血液の貯蔵と量の調節を行います。横になっているときには、血液は肝臓に貯えられ、活動時には組織器官に向かいます。

このように、からだの組織や器官は、「肝血」によって養われています。

❷肝は疏泄をつかさどる。

「疏泄《そせつ》」とは気の流れをスムーズにすることですが、肝臓が行う栄養物質の代謝や解毒分解、排泄などの一連の機能に、さらに情緒を伸びやかにする働きまでを含みます。
疏泄が低下すると、気分は憂うつで、イライラしやすく、怒りっぽくなります。

腎

腎臓本来の働きだけでなく、生殖系、ホルモン系まで含まれており、人の成長発育から老化現象まで幅広くかかわっています。

❶腎は精を貯蔵する。

精には親からもらい、生まれつき備わっている「先天の精」と、脾胃の運化によって生じる「後天の精」があり、この二つが腎に貯えられていると考えられています。日々使われる気・血・津液も、余ったものは後天の精として補充されます。

精とは生命エネルギーの根本であり、元気のもとでもあります。

腎の働きの衰えを「腎虚」といいますが、発育不全、生殖能力の減退、不妊などを引き起こすとされます。

❷腎は水をつかさどる。

全身の水液代謝を管理しており、この働きが弱くなると、頻尿やむくみ、ほてりなど、水液代謝の異常につながっていきます。

山《シャン》楂《ヅァ》の赤い実(さんざし)が、まま子いじめをやめさせるきっかけに。

むかし、ある山の一軒家に、夫婦と子ども2人の一家が住んでいました。子どものうち長男は先妻が残した子、次男は後妻の産んだ子でした。

あるじが商いで家をあけると、まま母は幼い長男を畑の見張りに立たせるようになりました。生煮えのご飯を弁当に持たせたので、長男は胃の調子を悪くして、しだいにやせていきました。

弁当が喉を通らずに泣いていた長男は、山にたくさん生えているさんざしの赤い実をもいでかじりました。すると、お腹のすいたのも忘れ、喉の渇きも止まりました。以来、長男は畑を見張りながら毎日さんざしを食べました。不思議なことに張っていたお腹は楽になり、痛みもやわらいでいきました。そのうえ何を食べても消化するようになったのです。「やせ細るかと思ったら肉がついてきた。あの子にはきっと神様がついているに違いない」と、まま母は驚き、まま子いじめをぷっつりとやめました。

さんざしが消化機能を回復させ、消化を促す作用のあることは、かなり後になって明らかにされました。

六淫

**体調不良の原因のひとつとして季節特有の
気温や湿度の変化があります。
中医学ではこれらを六淫と呼びます。
六淫の特徴と、それによって
引き起こされやすい主な症状をまとめました。**

中医学では、気候の変化や生活環境が、からだに与える影響をとても重視しています。

大自然と人間とは一体であるという「天人合一」の思想が背景にあるからです。

古代中国では、自然の変化を、風、寒、暑、湿、燥、火（熱）の六つに分けて考え、それらが人間にどのように影響を与えるかを観察していました。

六気と六淫

動植物は季節に応じて芽を出し、実をつけ繁殖もします。このように動植物の生理活動を促し、適応していける範囲の気候変化を「六気」といい、適応範囲を超えて体調を崩す要因となるものを「六淫」と呼びかえています。

六気が六淫に変化するには個体差があり、からだの正気（抵抗力）が旺盛なときは六気の範囲でも、正気が虚弱になると、六淫を感受しやすくなります。

六淫には季節性のあるのが特徴ですが、住んでいる環境にも影響されます。

六淫の中には、ウイルスや細菌性のものまで含まれていると思われ、からだの外にあって、口や鼻、皮膚を通じて侵入します。これを「外感六淫」と呼んでいます。

これに対して、内臓の働きが失調したために、からだが作り出してしまう「六淫邪気」と似た症状を「内生の邪」として区別しています。

外感性のものと内生の風、寒、湿、燥、火は似てはいても、対処の方法が違います。

季節の薬膳は、「六淫弁証」を基に考えています。

風

春に多いけれども、一年中発生します。「風」は木気と相応して肝に通じるので、春を風木の季節とも呼びます。陰から陽へと変化する春は、気候の変化も大きく、体調を崩しやすいのです。

ストレスを感受しやすい肝のトラブルが多くなる季節でもあります。

❶よく動き、よく変化する。

風には、軽く舞い上がって、上に外に向かう性質があり、人体の上部や皮膚を侵しやすく、場所があちこちと移動する性質があります（風疹、蕁麻疹など）。

❷風は百病の長

風は外感病の先導役であり、寒、湿、燥、熱などの「邪」と結びついて人体を侵しやすいです。寒と結びつくと「風寒」となり、寒気がして鼻水の出るタイプのかぜとなり、熱と結びつくと、発熱して喉が痛む「風熱」のかぜとなります。

❸内風

肝の働きが失調すると、からだの中でも風が生じやすく、めまいなどを起こします（肝風）。春は自律神経が乱れやすい季節です。

湿

雨の多い梅雨どきに発生しやすいのですが、他の季節でも湿気の多い環境や、雨に濡れたりすると、一年中、感受します。

❶重い、濁る、粘る、下へ流れる。

「湿」は水の変化したもので質量があります。湿が肌表に侵入すると、からだや手足が重だるく感じられたり、目やにや帯下などの分泌が汚く濁ったりします。

また、水が高いところから低いところへ流れるように、湿も人体の下部を侵しやすいです。

❷内湿

脾（消化吸収系）の働きが衰えてくると水分代謝が円滑に行われず、からだの中に湿をためてしまいます（内湿）。

からだの中に、水液が排泄されずに停滞したものを、「湿」や「痰」といいますが、この体質は外湿も感受しやすい傾向があります。

暑

「暑」は明らかな季節性を持ち、夏至から立秋の間に多く発生し、外邪のみで内生の暑はなく、夏に多く見られる熱中症などを指します。

孤島に置き去りにされた人たちを救った百合《バイホー》（ゆり）の根。

むかし、海賊の一団がいて、海辺の村々を荒らしていた頃の話です。

ある日のこと、漁村を襲った海賊は穀物や食料を奪い、村の女性や子どもをむりやり船に乗せて孤島に置き去りにしました。

数日後、突然の嵐で海賊の船は沈みました。島に置き去りにされた人々はほっとしましたが、荒れ地ばかりの島なので、たちまち食べ物に困ってしまいました。みんなで島中を探すと、にんにくに似た野草の根が見つかりました。その根を煮て食べると飢えをしのげるほか、肺病の人も具合がよくなりました。

数か月後、薬草をとりに島を訪れた人が、みんなを見つけ、無事に漁村に送り帰しました。いきさつを聞いて野草の根を使うと、神経の鎮静によいほか、咳止めになることもわかりました。

孤島でこの根の恵みを受けた人が「合わせて百人」だったことから、この植物を百合《バイホー》と呼ぶようになりました。

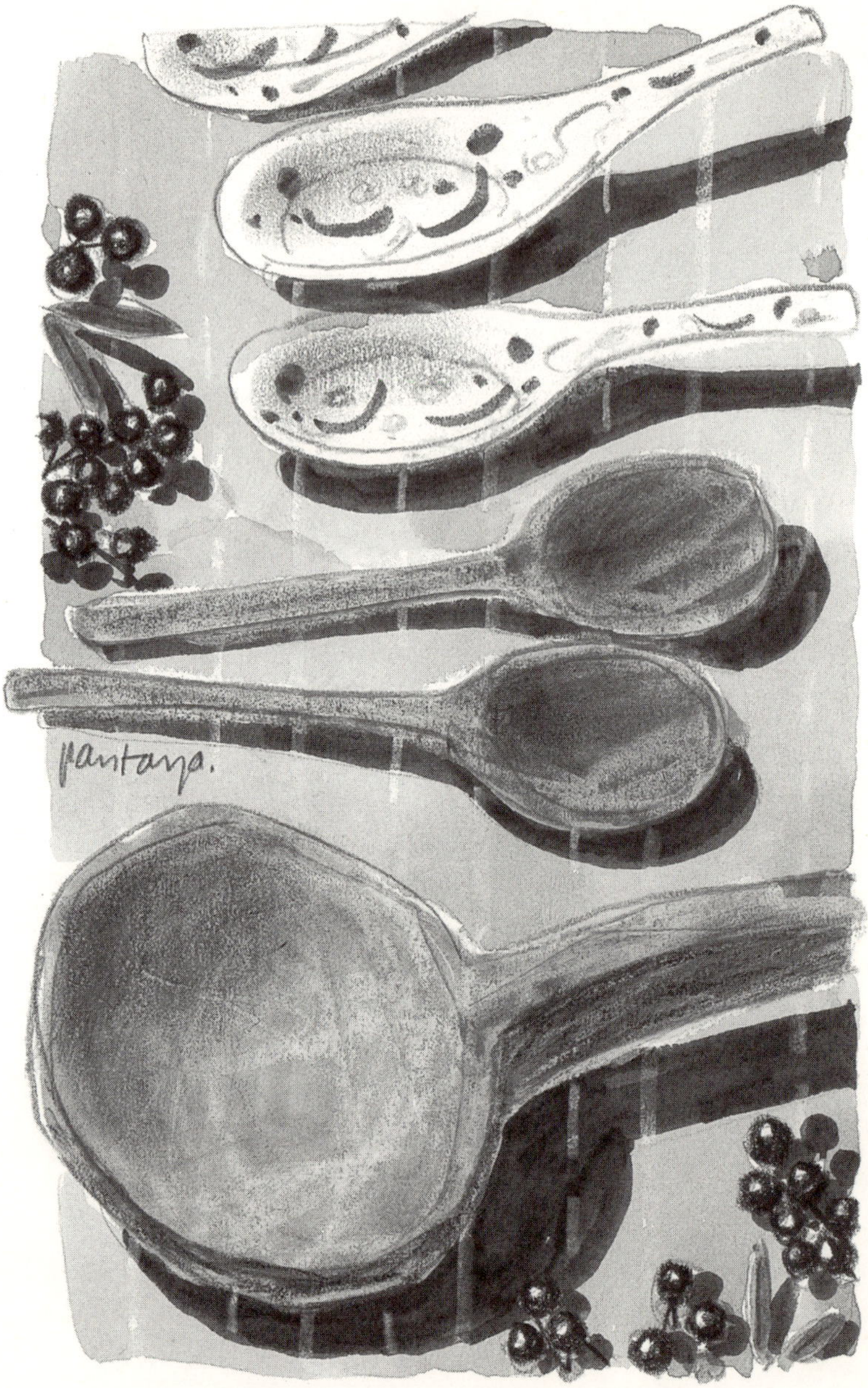

①炎熱、上昇、発散

暑邪が侵入すると、体温が上昇し、大量の汗をかいて体内の津液を汗として排泄しますが、このとき、ビタミンやミネラルも排泄してしまいます。このことを「汗と一緒に気も消耗する」と中医学では表現しています。

②暑は湿も伴う

夏の高温多湿は、暑と湿が一緒になった状態です。

暑と湿が一緒になって侵入すると、発熱や喉の渇きに加えてからだや手足の重だるさといった湿の症状が重なってきます。

火（熱）

「火」は夏のいちばん暑い盛りに発生しますが、暑のようにはっきりした季節性はありません。火と熱との違いは程度の差で、熱より火のほうが強いです。また、火は邪だけではなく、正気を指していることもあります。

①炎上、燃焼、津液の消耗

火は上に燃え上がる性質を持ち、人体の上部を侵しやすいので、頭痛や目の充血、口内炎を引き起こします。

また、火熱によって津液が消耗されると口や舌の乾燥や便秘、いらだち、はれものなどの症状が出やすくなります。

②内火

内生の火は、精神的ストレスや内臓の働きの乱れによって生じやすく、精神状態を不安定にさせます。

六淫

燥

空気が乾燥する秋に、多く発生します。夏の余熱が残っている初秋の頃を「温燥」といい、冬に近づくと「涼燥」といいます。

❶肺と津液を損傷する。

鼻や口を通じて人体に侵入した「燥邪」は、真っ先に肺を襲います。肺は潤いを好むデリケートな臓で、乾燥に弱く、から咳、痰が出にくい、喘息などの症状を起こしやすくなります。肺以外でも、皮膚や髪の乾燥、便秘など津液の消耗した症状が出てきます。

❷内燥

高熱を出した後や、出血、大汗、老化現象などで、からだの血や津液が不足してくると発生しやすくなります。

寒

冬に多く発生しますが、ほかの季節にもみられます。寒は水気であり、腎と相応するので冬のことを「寒水の季節」ともいいます。

❶寒冷、痛む、縮む。

「寒邪」は最も人体の陽気を奪うので、冷えの症状が出てきます。気血の巡りが悪くなり、痛みを生じます（通じざれば則ち痛む）。

寒邪によって関節が収縮すると、伸び縮みがきかなくなり、毛穴が閉じると汗が出なくなります。

❷内寒

からだを温める力が不足し、寒が内から発生すると、手足や腰の冷え、尿の色が薄く量が増えるなどの寒の症状が出てきます。

カニを食べ過ぎた若者たちの腹痛を救った薬草紫《ズ》蘇《スウ》（しそ）。

陰暦９月９日、菊の節句のこと。名医の華佗《かだ》が弟子を伴って店に入ると、金持ちの若者たちがカニの食べくらべをしていました。大量のカニの殻が卓上に積まれています。「カニは寒性の食物だ。食べ過ぎるとあとがこわいぞ！」華佗《かだ》が注意しましたが、酒がまわっている若者たちは聞く耳を持ちません。

夜が更けたころ、先ほどまではしゃいでいた若者たちが突然腹痛を訴えだしました。ひどい痛み方で、冷や汗をかく者、食卓の下で転げまわる者までいます。

華佗《かだ》は町はずれの野原へ出向くと紫色の薬草を摘んで戻り、その茎と葉を煎じて若者たちに飲ませました。しばらくすると、腹痛はしだいに和らぎました。温性の薬草が、寒邪《かんじゃ》を散らしたのです。

若者たちは、何度も礼を言って帰りました。

華佗《かだ》が紫《ズ》舒《スウ》と名付けたその薬草は、後世の人々からは紫《ズ》蘇《スウ》と呼ばれるようになりました（「舒《スウ》」とは、気分が良くなるという意味）。「舒《スウ》」と「蘇《スウ》」の発音が似ているからかもしれません。

食物の性質と働き

からだに与える作用を中心に食物をみる中医学では、現代の栄養学とは異なる視点から食物の機能を考えています。

現代栄養学は、食物に含まれる糖質、たんぱく質、脂質、ビタミン、ミネラルなどの成分内容から、その食物の働きをみています。

しかし、中医学では、現代栄養学とは違う角度から食物の性質や作用をみています。

食物の五性(気)

性とは性質のことですが、食物をとった後にからだを温めるか冷やすかの作用をみる指標です。

程度の差によって、寒、涼、平、温、熱で表しています。

❶寒・涼性の食物

からだを冷やす作用のある食物で、涼より寒のほうがその作用が強いとされています。発熱や喉の渇き、尿が赤いなどの熱の症状があるときや、夏の暑いときなどに多く使われる食物で、生でその作用が顕著に出てきます。したがって、冷え性の人は量と調理法に注意が必要です。

寒涼性のあるものには、熱邪を除き機能の昂進を静める作用もあります（なす・苦瓜・トマトなど）。

❷温・熱性の食物

からだを温める作用のある食物で、温より熱のもののほうがその作用が強いです。

たとえば、悪寒や鼻水、尿の色が透明で量が多いなど寒の症状があるとき、冬の寒いときなどに多く使われる食物です。

温熱性のものには、寒邪を除き、活動エネルギーを補って興奮させる作用もあります（しょうが、ねぎ、山椒など）。

目の充血しやすい人、高血圧症の人などで熱症状の出やすい人は、熱性の強い食物（唐辛子類）のとり方に注意が必要です。

❸平性

温度偏性の少ない穏やかな性質の食物。穀類、いも類、豆類など、日常多く使われているものに平性の食物が多くみられます。

熱症状にも寒症状にも使います。毎日の食事の中心に置きたい食物です。

食物の五味

食物にはそれぞれ特有の味があります。有機酸を含むものは酸っぱく、糖質が多いと甘味を多く感じます。食物の持つ味は含んでいる成分によって異なり、味が違えば働きにも違いが出てきます。

中医学では食物の持つ味を、酸、苦、甘、辛、鹹の五つに分けています。複数の味を持つ食物は、作用も多く用途が広がります。

❶酸味

酸味の強いものは筋肉を引き締め、出過ぎる体液を収め渋らせます。

汗のかき過ぎ、咳が止まらない、尿が漏れるなどの症状があるとき、酸味の食物（酢など）をうまく使います。

　酸味は五臓では肝に作用するものが多いとされます。

②苦味

　苦味には体内の湿気や熱をとり、気を降ろす作用があるとされています。皮膚病で患部がジクジクしているときや炎症のあるとき、また、口内炎などに苦瓜やあずきを使うこともあります。

　苦味は五臓のうち、心に作用するものが多いとされます。

③甘味

　甘味はからだの疲労や衰えを補う作用、神経や筋肉の緊張をやわらげ痛みをとるなどの緩和作用があります。胃痛になつめ、はちみつなどが使われます。

　甘味は五臓のうち脾に作用するものが多いとされます。

④辛味

　からだを温め、発散、発汗する作用、気血の巡りをよくする作用があるとされています。

　悪寒・鼻水・鼻づまりのある初期のかぜに、ねぎ、しょうがを用いて発汗をさせます。

　辛味は、五臓では肺に作用するものが多いとされます。

⑤鹹味（塩味）

　気を降ろし、硬いしこりを軟化させる作用があります。リンパ腺や甲状腺の腫れ、便秘などに昆布やのりなどを使うことがあります。

　鹹味は、五臓のうち、腎に作用するものが多いとされます。

⑥その他の味

　食物には、五味のほかに淡味や渋味もあります。淡味は甘味に、渋味は酸味に分類されています（柿：淡味、さつまいも：甘淡渋）

食物の補性と瀉性

　食物にはからだの虚の状態を補う補性の作用を持つものと、排泄する作用のある瀉性のものとがあります。

　補性食物とは、補気、補血、生津、滋陰の働きがある食物で、ほとんどの食物がこれに当てはまります。

　瀉性食物とは、清熱、瀉火、燥湿、利尿、活血、瀉下作用のある食物です。

食物の帰経

　食物の性や味が同じでも、作用する部位によって働きは違ってきます。

　帰経とは、食物がからだの中で特定の臓や経絡《けいらく》に作用することを表したものです。経絡とは、からだの表面から内臓までをつなぐ気血の通り道のことです。

　中医学では、食べものもその経絡を通じて特定の臓に作用すると考えています。たとえば、梨には咳を止め、痰を溶かす作用があるので、帰経は肺経であり、菊の花は目の充血やめまいに効果があるので、肝の経絡に作用しているとみます（肝経と目経はつながっている）。

　複数の経に作用する食物は、薬膳の選択の幅も広くなります。

薬膳に使う主な食薬

食物の五味＝酸苦甘辛鹹の五つの味／食物の五性＝寒涼平温熱の五つの性質（帰経＝作用する臓や経路）

食　薬	中医栄養学からみた食物の作用。	現代栄養学からみた主な栄養成分や食物の機能性。
うるち米（玄米）	**甘／平（脾胃）** 消化吸収系の働きを整え、気を補う。	玄米にはビタミンB群、鉄、亜鉛などのミネラル分、食物繊維が豊富。
小　麦	**甘／涼（心脾胃）** 気力を増す。イライラを除き情緒を安定させる。	小麦アルブミンはアミラーゼの働きを緩和し、急激な血糖値の上昇を防ぐ。
そ　ば	**甘／寒（脾胃大腸）** からだの中の余分な熱や水分を除き、利尿、整腸作用あり。	ルチンには降糖、降圧作用がある。ケルセチンは痴呆の予防にも。
はと麦	**甘／涼（脾胃肺腎）** 体内の水分代謝を改善し、むくみや湿気をとり除く。	良質のアミノ酸で形成される。抗腫瘍物質としてコイクセノリドが発見される。
じゃがいも	**甘／平（胃大腸）** 胃腸の働きをよくし気を増す。胃腸の炎症を抑える。	じゃがいものビタミンCは加熱に強い。カリウムが多く余分なナトリウムを体外へ排出する。
山　芋	**甘／平（肺脾胃）** 胃腸の働きを助け、気力を増す。強精・強壮作用あり。	粘液質のムチンやサポニン、ジアスターゼなどを含みスタミナ増強。
くるみ	**甘／温（肺腎大腸）** からだを温め体力をつけ、足や腰、脳の働きをよくする。	不飽和脂肪酸や消化吸収されやすいたんぱく質、ビタミンEなどを含む。
黒ごま	**甘／平（肝腎）** 肝や腎の働きを助け、血を造り、胃腸を潤し通便する。	抗酸化物質ゴマリグナンが含まれ、中性脂肪を減らし免疫力を高める。
ピーナツ	**甘／平（脾肺）** 肺を潤して咳や痰をしずめる。母乳の出をよくする。	ビタミンBの一種であるコリンやビタミンE、レシチンなど、抗酸化物質が多い。
あずき	**甘酸／平（心小腸）** むくみをとり利尿する。血液の循環もよくする。	ビタミンB_1、カリウム、サポニンが多く、利尿、疲労回復によい。
黒　豆	**甘／平（脾腎）** 腎の働きを助け利尿する。血を補い循環をよくする。	日本人に不足しがちなリジンやトリプトファン、レシチンなどが多い。
イワシ	**甘／温（脾肝腎）** からだを温め、内臓の働きをよくして気血の巡りをよくする。	エコサペンタエン酸（EPA）を含み、血栓や動脈硬化の予防によい。

食 薬	中医栄養学からみた食物の作用。	現代栄養学からみた主な栄養成分や食物の機能性。
ウナギ	**甘／温（腎脾胃）** 精を補い疲労を回復させる。血液の循環をよくする。	たんぱく質、脂肪、ビタミン、ミネラルのバランスがよく、スタミナをつける。
サ ケ	**甘／温（脾胃）** からだを温め、気の巡りをよくし冷えをとる。	ビタミンDが多く、カルシウムの吸収を促進する。
スズキ	**甘／平（脾胃）** 胃腸の働きを整え、余分な水分を排泄。血を補う。	ビタミンAやB類、Dも豊富に含む。
アサリ	**甘鹹／寒（胃）** 喉の渇きを止め、余分な熱をとり、情緒を安定させる。	ビタミンB_{12}を多く含むほか、ミネラルでは鉄や亜鉛も比較的多い。
カ キ	**甘鹹／平（肝腎）** 陰（血・津液）を補い、情緒を安定させる。	グリコーゲンを含みエネルギー効率がよい。鉄、銅、亜鉛などのミネラル分が多い。
シジミ	**甘鹹／寒（肝）** 体内の余分な熱と湿をとるので、黄疸の補助食として用いられる。	タウリン、メチオニン、ビタミンB_{12}を含み、肝機能を改善する。
ホタテ	**甘鹹／平（腎胃）** 血や津液などの体液を補う。喉の渇きを改善する。	高たんぱく低エネルギーで、ビタミンB_2、イノシン酸、グリシン等のうまみ成分が多い。
イ カ	**甘鹹／平（肝腎）** 血を補うので、生理不順などの補助食として用いる。	高たんぱく低脂肪で、ビタミンBやタウリンを含む。
エ ビ	**甘鹹／温（肝腎）** からだを温めて腎の働きをよくし、冷えをとる。強精強壮。	高たんぱく低脂肪低エネルギーで、カルシウム、ビタミンE、殻にキチン質を含む。
カ ニ	**鹹／寒（肝腎）** からだの余分な熱をとり、解毒する。酒毒を消す。	タウリン、亜鉛、銅が多い。殻にはカルシウム、キチン質を含む。
牛 肉	**甘／平（脾胃）** 気力を増し、血を造り、筋肉や骨を丈夫にする。	良質のたんぱく質、特に成長を促進するリジン、鉄、ビタミンB_{12}が多い。
鶏 肉	**甘／温（脾胃）** お腹を温めて気力を増し、スタミナをつける。	ビタミンAは牛肉や豚肉の3～4倍も含まれている。
豚 肉	**甘鹹／平（脾胃腎）** 津液や血などの体液を増やし、からだを潤す。	豚肉のたんぱく質はアミノ酸のバランスがよく、ビタミンB_1の含有量が多い。
マトン(ラム)	**甘／温（脾腎）** 肉類中、最もからだを温める作用が強い。	アミノ酸バランスがよく、ビタミンB_2や、鉄も多い。
動物のレバー類	動物のレバー類は肝の働きを助け、補血作用のあるものが多い。	たんぱく質、ビタミンA、ビタミンB_6、B_{12}、鉄などの造血に必要な成分を含む。
鶏 卵	**甘／平（心肺脾胃腎）** 血を増やしからだを潤す。胎児を安定させる。	ビタミンC以外の栄養素をすべて含む。卵黄のレシチンは脳を活性化させる。

食 薬	中医栄養学からみた食物の作用。	現代栄養学からみた主な栄養成分や食物の機能性。
牛 乳	甘／平（胃） からだを潤し体力をつける。胃粘膜を保護し、炎症を防ぐ。	カルシウムを多く含み、牛乳たんぱくのカゼインがその吸収率を高める。
かぼちゃ	甘／温（脾胃大腸） お腹を温め気を強める。利尿、駆虫作用あり。	カロチンとビタミンCが多いので、皮膚や粘膜を保護し、抗がん作用も。
キャベツ	甘／平（胃腎） 胃の働きを助け、滋養強壮、健脳作用がある。	ビタミンC、ビタミンU（抗潰瘍性ビタミン）や、止血に関するビタミンKも多い。
きゅうり	甘／涼（胃小腸） 喉の渇きを止め、からだのほてりをとる。利尿作用あり。	水分含有が多く、利尿効果のあるカリウムやイソクエルシトリンを含む。
セロリ	甘／寒（肺胃） 血液の浄化。気のたかぶりを緩和し、精神を安定する。	香りの成分はセダノリットとセネリンなどで、精神安定や頭痛の緩和も。
大 根	甘／寒（肺胃） 生には健胃作用や痰を溶かす作用があるが、からだを冷やす。	でんぷん分解酵素のアミラーゼや、毛細血管壁を丈夫にするビタミンPも含まれる。
冬 瓜	甘／微寒（肺大腸膀胱） 喉の渇きを止め利尿する。ややからだを冷やす。	90％以上が水分の低カロリー食品。
な す	甘／寒（脾胃大腸） からだの熱をとり、はれを除く。古血を散らす。	高脂肪食品と一緒にとると、血中コレステロール値の上昇が抑えられる。
苦 瓜	苦／寒（胃） からだの熱と湿を除く。目の充血をとる。血糖降下作用あり。	ビタミンCが多く、カリウム、カロテンなどのミネラルも含む。
に ら	辛甘／温（肝胃腎） 内臓を温めて気血の循環をよくし、スタミナをつける。	臭気成分の硫化アリルは、ビタミンB_1の吸収をよくし、エネルギー代謝を高める。
蓮 根	甘／寒（心脾肺） 生で涼血、止血作用。加熱で胃腸の働きを整える。	ペクチン、セルロースなどの食物繊維を含む。ビタミンCが多い。
ほうれん草	甘／涼（胃大腸） 胃腸を潤し便通をよくする。増血、止血作用あり。	βカロテンやビタミンC、葉酸、鉄、銅などの造血に必要な成分が多い。
百合根	甘淡苦／微寒（心肺） 肺を潤して咳を止める。更年期の不定愁訴の改善。	ビタミンB_1、B_2、鉄、リン、カリウムを含む。食物繊維のグルコマンナンが豊富。
梅	酸／平（肝脾肺大腸） 喉の渇きや咳、下痢を止める。	クエン酸が乳酸を分解して疲労をとる。強い殺菌作用があり食中毒を予防。
すいか	甘／寒（心胃膀胱） からだのほてりやイライラ、喉の渇きをとる。利尿作用あり。	水分とカリウムが多い。特殊アミノ酸のシトルリンには利尿作用がある。
梨	甘微酸／涼（肺胃） 肺を潤し咳を止め、痰をとる。利尿作用あり。	たんぱく質消化酵素を含む。洋梨は日本梨よりややミネラルが多い。

食　薬	中医栄養学からみた食物の作用。	現代栄養学からみた主な栄養成分や食物の機能性。
し　そ	辛／温（肺脾）　からだを温めて気の巡りをよくする。食欲を増進させる。	香り成分のシソアルデヒドは、胃液の分泌を促進する。βカロテンが多い。
しょうが	辛／温（肺脾胃）　胃腸を温めて冷えをとる。吐き気を止める。	辛み成分のジンゲロンやショウガオールには、発汗、殺菌、食欲増進作用がある。
ね　ぎ	辛／温（肺胃）　からだを温め気の巡りをよくし、冷えをとる。	葉にはカロテン、ビタミンCが多い。香り成分の硫化アリルは、胃液の分泌も促進する。
白きくらげ	甘／平（肺脾胃腎）　からだを潤し美肌をつくり、老化を防止する。	ビタミンDの前駆物質であるエルゴステンが多く、カルシウムの吸収を促進する。
しいたけ	甘／平（脾胃肝）　胃腸の働きを整え、気力を高める。	含まれるβグルカンには抗がん性があり、エリタデンには降コレステロールや降圧作用がある。
昆　布	鹹／寒（脾肺腎）　硬いしこりを軟らかくする。痰を溶かす作用がある。	ヨウ素とカルシウムが多い。血圧降下物質のラミニンも含まれる。
白砂糖	甘／寒（脾）　胃痛、喉の痛みの緩和。声がれの改善、疲労回復。	とりすぎは肥満や動脈硬化の原因。ビタミンB_1の不足になりやすい。
黒砂糖	甘／温（脾胃肝）　からだを温め、血液の循環をよくする。	カリウム、カルシウム、マグネシウム、鉄などが含まれる。
はちみつ	甘／平（肺大腸脾）　肺や大腸を潤し便通をよくする。痛みを緩和する。	含まれるブドウ糖、果糖は即、吸収されて疲労を回復する。ミネラル分が多い。
酢	酸苦／温（肝胃）　からだを温め血液の循環をよくする。制汗作用あり。	強い殺菌力がある。唾液は胃液の分泌を促し、消化吸収を助ける。
緑　茶	苦甘／涼（肺）　喉の渇きをいやし、頭をスッキリさせる。気持ちを落ち着かせる。	苦味成分のカフェインは大脳への血流をよくし、渋味成分のカテキンには殺菌、抗がん作用がある。
ウーロン茶	苦甘／寒　消化を促進し脂肪を分解する。からだを冷やし利尿する。	半発酵茶なのでカフェインが少ない。カテキン類がヒスタミンの放出を抑制する。
枸　杞	甘／平（肝腎肺）　肝や腎の働きを助け、目の調子を整える。強壮作用あり。	含まれるアルカロイドは神経系に作用し、興奮させ、疲労感をとる。
さんざし	酸甘／微温（脾胃肝）　動物性脂肪を分解する。血液の循環をよくする。	胃液の分泌促進。血中のコレステロールを低下。生理痛を緩和する。
なつめ	甘／温（脾胃心肝）　胃腸の働きを助け、気を増す。精神安定作用あり。	カリウム、カルシウム、鉄、ビタミンB_1、B_2、B_6、葉酸などを含む。
紅　花	辛／温（心肝）　からだを温め血液の循環をよくする。生理痛を緩和する。	色素はカフロールイエロー、カーサミン、ビタミンEやβカロテンを含む。

◉季節の料理とプラスメニューの作り方

春の料理の作り方

6〜7ページ

カニと枸杞とセロリの散らしずし

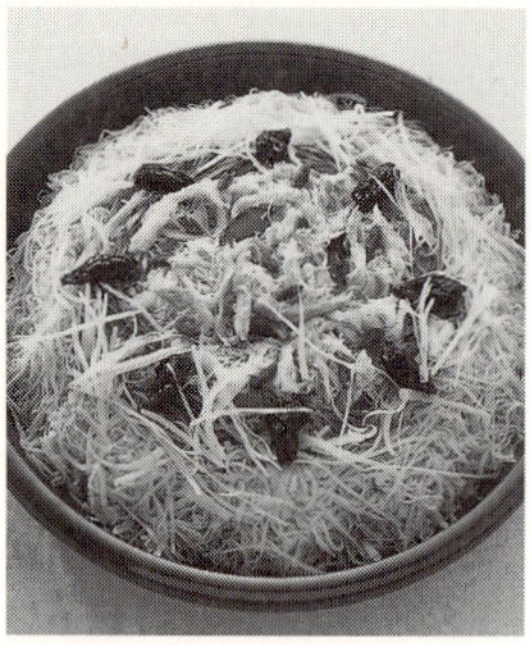

[作り方]

❶米は酒を加えてふだんと同じ水加減で炊く。

❷Bで錦糸卵を作る。カニはほぐす。枸杞は湯でもどす。

❸干ししいたけは水でもどし、もどし汁にCを加え煮含める。絹さやえんどうは塩ゆでする。

❹③の各半分はみじん切り、残りはせん切りに。

❺セロリの葉はみじん切り。セロリの茎は5cmに切ってせん切りにし、軽く塩を振って水気をよく切る。プルーンは四つを縦半分に切り、残りをみじん切りに。

❻ご飯にAを混ぜ、②の材料の各半分と④⑤でみじん切りにした具を加えて混ぜる。器に盛る。

❼②の材料の残り半分と、せん切りにした干ししいたけ、絹さやえんどう、セロリの茎を⑥の上に彩りよく飾る。最後に縦半分に切ったプルーンを飾る。

[ポイント]

カニや鶏卵には滋陰（血や津液を補う）作用があり、肝血を安定させる。浄血、降圧作用のあるセロリや、肝の働きをよくする枸杞を加えた春のおすし。

ハマグリと菜の花のお椀

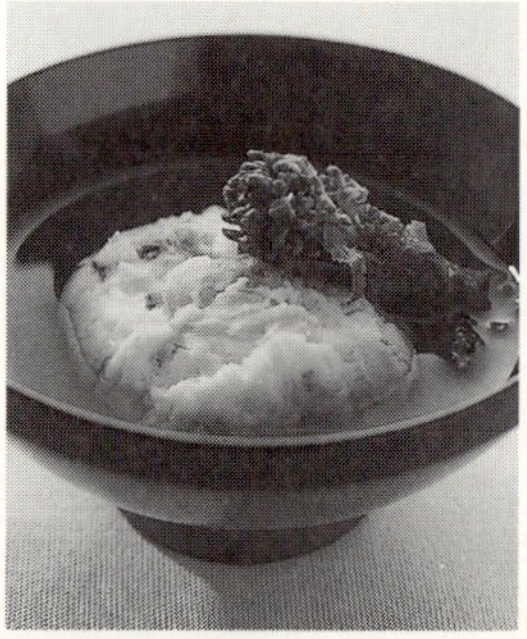

[作り方]

❶鍋に5カップの水とだし昆布を入れてしばらく置く。洗ったハマグリを入れて火にかける。貝の口が開いたら火を止める。ザルにあけ、殻をとり除く。

❷黒きくらげは湯でもどしてみじん切り。菜の花は塩ゆでする。

❸魚のすり身に、卵白としょうが汁、ハマグリ、黒きくらげを加えて四等分に丸める。7〜8分蒸す。

❹Aを煮立てて汁を作る。

❺椀に③と菜の花を盛り、④の汁を静かに注ぐ。

[ポイント]

ハマグリはからだの中の湿をとる。菜の花は気の巡りをよくする。

魚介の酢味噌かけ

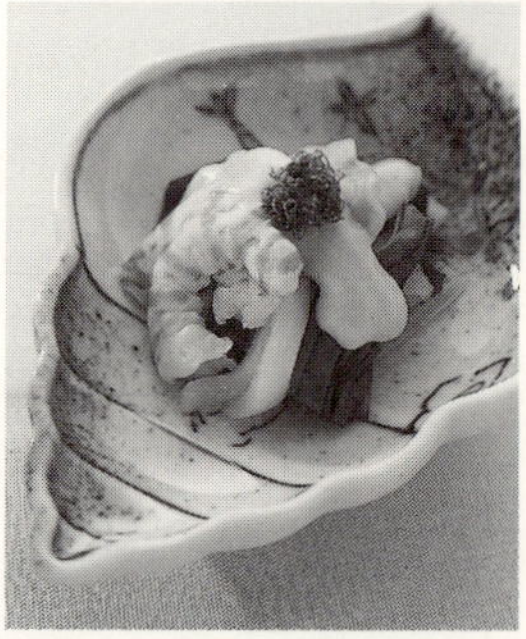

[作り方]

❶エビは殻と背ワタを除いてさっとゆでる。イカは下ごしらえして5cm長さの拍子木切りに。赤貝は酢で洗う。

❷わかめは洗い熱湯をくぐらせ、水にとって食べやすく切る。

❸あさつきは3cmに切って熱湯に通す。

❹Aをよく混ぜる（白練りごまを大さじ1加えてもよい）。

❺①②③を器に盛りつけ、④をかける。青じそを飾る。

[ポイント]

魚介類には補血作用のあるものが多く、からし酢味噌は気の巡りをよくして肝の働きを助ける。

和菓子（おひなさま）

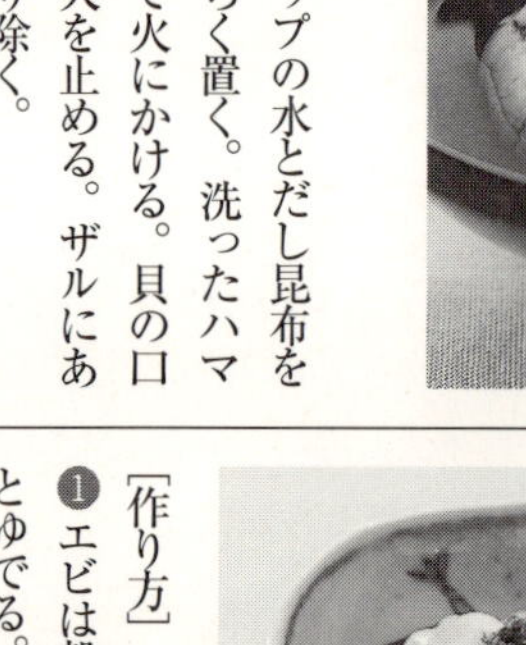

[作り方]

❶生地を作る。白玉粉に水を少しずつ加えながら、手でだんご状にこねる。砂糖を加える。

❷Aをふるいにかけ、2〜3回に分けて①に入れながらこねる。

❸②の半分にくちなしを混ぜて黄色にする。残りの半分には紅こうじを混ぜ、紅色にする。

❹③をホットプレートにさじで流し込み、13×6cmの小判形を16個作る。焼き色はつけない。

❺全体を仕上げる。白並あんできんかんといちごの下半分をそれぞれ包む。黄色の生地を縦長に二つ折りし、きんかんを顔に見立てて、

◉カニと枸杞とセロリの散らしずし

[材料／4人分]

米……2カップ
酒……大さじ1
A 酢……大さじ3
　砂糖……大さじ2
　塩……小さじ1/2
カニ（缶詰）……小1個
B 卵……3個
　砂糖・塩……各少量
プルーン……8個
セロリ（茎）……1/2本
セロリ（葉）……少量
干ししいたけ……4枚
C みりん……大さじ1・1/2
　しょうゆ……小さじ2
絹さやえんどう……40g
枸杞《くこ》……適量
塩……適量

◉ハマグリと菜の花のお椀

[材料／4人分]

ハマグリ……小12個
魚のすり身……250g
卵白……1個分
しょうが汁……少量
黒きくらげ……少量
菜の花……1/2束
だし昆布（4cm角）……2枚
A ハマグリの煮汁……4・1/2カップ
　塩……小さじ1/4
　しょうゆ（薄口）……少量
　酒……大さじ1

◉魚介の酢味噌かけ

[材料／4人分]

エビ……小8尾
イカ……1尾
赤貝……4切れ
生わかめ……40g
あさつき……少量
青じそみじん切り……8枚
A 白味噌（西京）……大さじ2
　酢……大さじ2
　砂糖……小さじ2
　からし……少量
酢……適量

着物を着せるように巻く。紅色の生地を、いちごにも同様に巻く。

❻菜の花と桜花を胸元に飾る。

［ポイント］

きんかんにはうつをとって気の巡りをよくする作用がある。

菊花茶

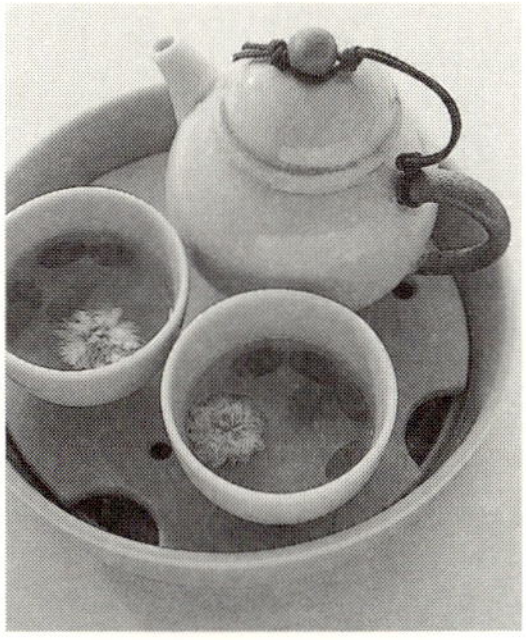

［作り方］

❶枸杞、菊花はそれぞれ洗う。

❷湯に枸杞を入れ、2カップになるまで煮詰める。菊花を加え2～3分煮る。

❸器に注ぎ、枸杞と菊花も一緒に飲む。

［ポイント］

枸杞、菊花ともに肝に作用して目を明るくする。ストレスのあるときにもおすすめ。

きんかんといちごのフルーツサンド

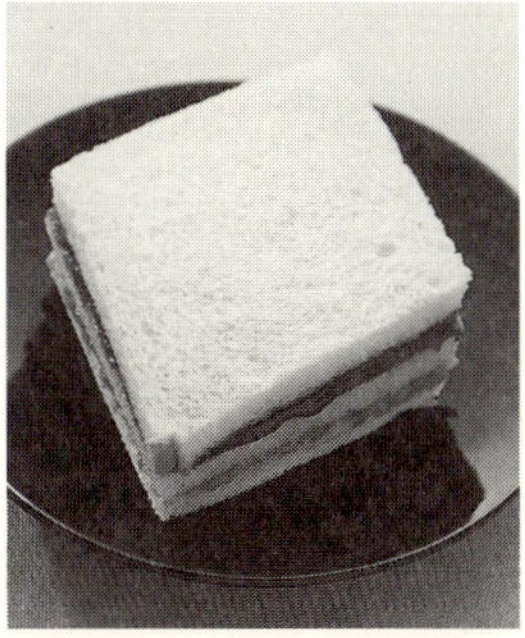

［作り方］

❶生クリームに砂糖を加えハンドミキサーにかけ、ホイップクリームを作る。三つに分ける。

❷きんかんの皮を厚くむき、みじん切りにする。

❸いちごはへたを除く。1個を3枚くらいのうす切りにする。

❹3枚のパンの片面に、それぞれクリームを塗る。

❺下からパン、②のきんかん、パン、③のいちご、パンになるように重ねる。きんかんといちごは均一に広げる。

❻ひし形に切り、ひし餅のように飾る。

［ポイント］

きんかんは気の巡りをよくし、いちごの酸味は肝の働きを助ける。両方ともビタミンCに富み、かぜの予防によい食材。

【プラスメニュー】

白玉入りしょうが糖

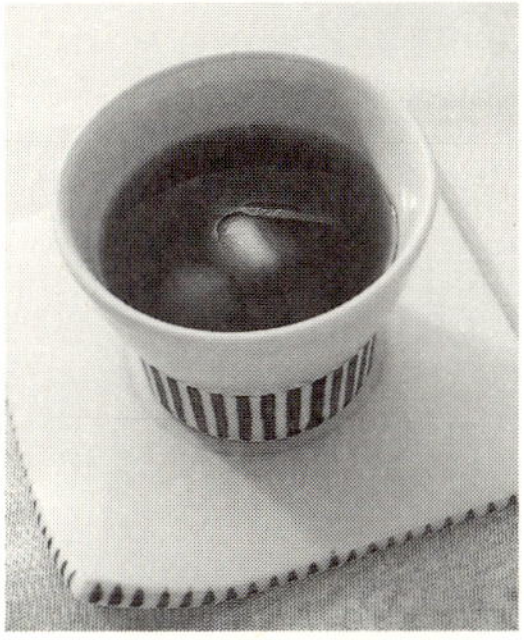

［作り方］

❶白玉粉に水（分量外）を少しずつ加えて練る。耳たぶほどの硬さになったら2cmのだんごにする。熱湯に入れて火にかけ、浮き上がったら水にとる。

❷分量の水にしょうがを入れ10分ほど煎じる。黒砂糖で好みの甘さにする。

❸①を入れ熱いうちに飲む。

［ポイント］

かぜのひきはじめで寒気がするようなときにおすすめ。白玉はなくてもよい。

菜の花のシーフードパスタ

［作り方］

❶ペンネはたっぷりの湯で塩ゆでする。菜の花は塩ゆでして3cmに切り、しょうゆ少量を振りかける。

❷シーフードミックスは解凍する。たまねぎ、にんにくはうす切りにする。トマトは皮を湯むきしてざく切りにする。

❸フライパンを熱し、オリーブ油大さじ2でにんにくを炒めて香りを出す。たまねぎ、トマトを炒める。シーフードミックスを入れ、白ワインを加えて蒸し煮する。

❹③に塩こしょうしてペンネを加える。オリーブ油大さじ2を足して、塩、しょうゆなどで好みの味をつける。

［ポイント］

春にイライラ感があるときにおすすめの薬膳。パスタやトマト、シーフードが気の高ぶりを静めてくれる。

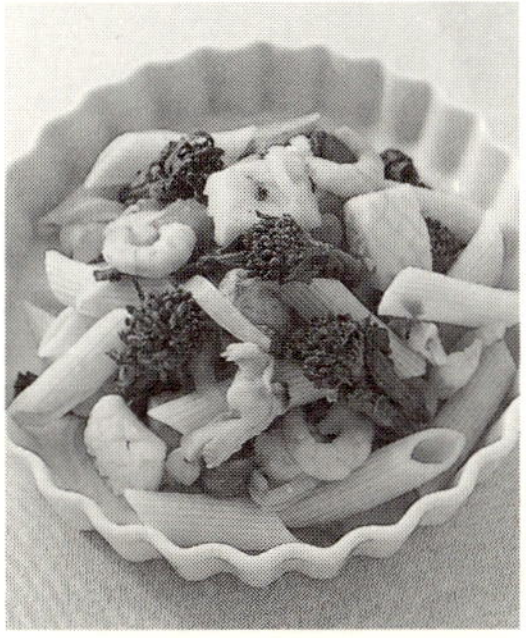

◉和菓子（おひなさま）

［材料／16個分］

白玉粉……………………20g
水……………………約140cc
砂糖……………………60g
A　薄力粉……………100g
　　ふくらし粉（イスパタ）……………………小さじ1/4
着色料・くちなし（黄）……………………少量
着色料・紅こうじ（紅）……………………少量
白並あん………………適量
きんかん甘煮…………8個
いちご……………………8個
菜の花……………………4本
塩漬け桜花……………4個

◉菊花茶

［材料／1回分］

枸杞……………………20g
菊花（杭州産）…10～15個
湯…………………3カップ

◉きんかんといちごのフルーツサンド

［材料／1セット分］

食パン（8枚切り）……3枚
生クリーム……………50ml
砂糖……………………15g
きんかん…………5～6個
いちご……………………5個

◉白玉入りしょうが糖

［材料／1回分］

しょうがうす切り…2～3枚
黒砂糖……………………適量
水…………………1カップ
白玉粉……………………20g

◉菜の花のシーフードパスタ

［材料／4人分］

ペンネ…………………200g
シーフードミックス…200g
菜の花……………………1束
たまねぎ………………1/4個
トマト……………大さじ3
白ワイン…………大さじ3
にんにく…………………2片
オリーブ油………大さじ4
しょうゆ・塩………各適量
こしょう…………………少量

◉季節の料理とプラスメニューの作り方

梅雨の料理の作り方

8～9ページ

冬瓜と鶏肉の煮物

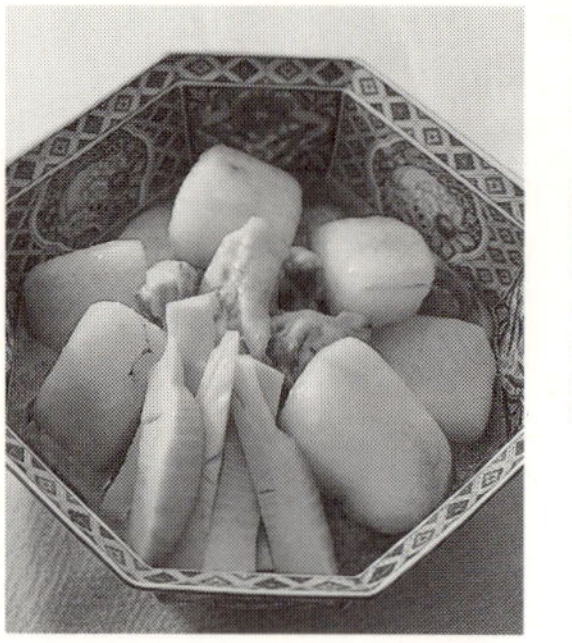

◉冬瓜と鶏肉の煮物
[材料／4人分]
鶏肉……………………………250g
A 酒…………………大さじ1
　塩……………………少量
冬瓜…………………小1/4個
ゆでたけのこ……………100g
ねぎ・しょうが………各少量
B 塩………………小さじ1/2
　しょうゆ…………大さじ1
　みりん……………大さじ1
油………………………………少量
水溶きかたくり粉……………
……………………………大さじ2

[作り方]
❶鶏肉は一口大に切り、Aで下味をつける。たけのこは5㎝長さの細切りにする。
❷ねぎとしょうがはあらみじん切りにする。
❸冬瓜は4～5㎝角に切り、皮とワタをとる。皮とワタは鍋に入れ3カップの水で下ゆでする。ゆで汁をとっておく。
❹フライパンに油を熱し、②を炒めて鶏肉を加えさらに炒める。
❺④の余分な油をとって煮込み鍋に移す。③のゆで汁に水を加え2カップにして鍋に加え、鶏肉がやわらかくなるまで煮込む。
❻⑤に冬瓜とたけのこ、Bを加えてさらに煮込む。水溶きかたくり粉でとろみをつけ、器に盛る。

[ポイント]
鶏肉はおなかを温めて水分代謝を整える。冬瓜にも利尿作用がある。冬瓜の皮や種にも利尿効果があるので、ゆで汁を使っている。

丸ごとかぼちゃの緑豆あん

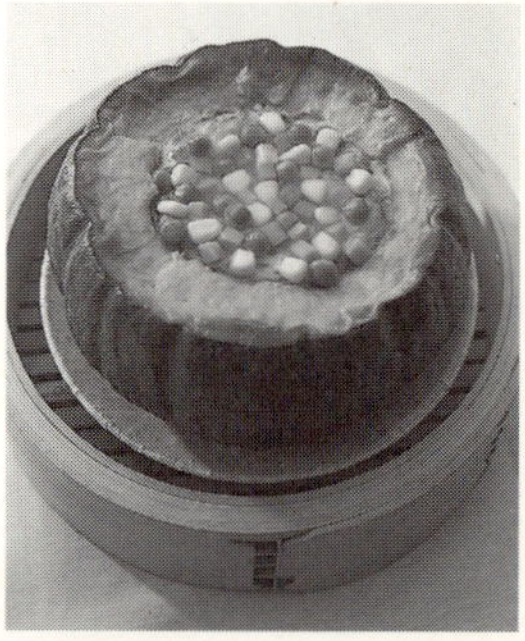

◉丸ごとかぼちゃの緑豆あん
[材料／1個分]
かぼちゃ……………………中１個
鶏ひき肉……………………100g
干ししいたけ………………3枚
A ミックスベジタブル……
　………………………1/2カップ
　卵…………………………1個
　塩………………小さじ1/2
　しょうゆ…………大さじ1
　みりん……………大さじ1
　しょうが汁………大さじ1
　小麦粉……………大さじ2
B 緑豆…………………1カップ
　だし汁………………1カップ
　塩………………小さじ1/4
　しょうゆ（薄口）…………
　…………………大さじ1/2
　みりん……………大さじ1
水溶きかたくり粉……………
……………………………大さじ2
小麦粉…………………………少量

[作り方]
❶干ししいたけは水でもどしてみじん切りにする。
❷鶏ひき肉に、①とAを加えてよく混ぜる。
❸かぼちゃの種をくり抜き小麦粉少量を振り入れ、②を詰める。
❹耐熱皿の内側に小麦粉少量を振り入れ、③をのせて少量の水を張り、200度のオーブンで30分ほど焼く。
❺緑豆あんをつくる。Bを鍋で煮立て、水溶きかたくり粉でとろみをつける。
❻焼き上がったかぼちゃを切り分け、⑤の熱いあんをかける。

[ポイント]
かぼちゃと鶏肉は内臓を温めて気の作用を強め、水分代謝を整える。緑豆にも利尿作用があるので、疲れやすく水分代謝の滞りがちな人におすすめ。

香りの野菜の生春巻き

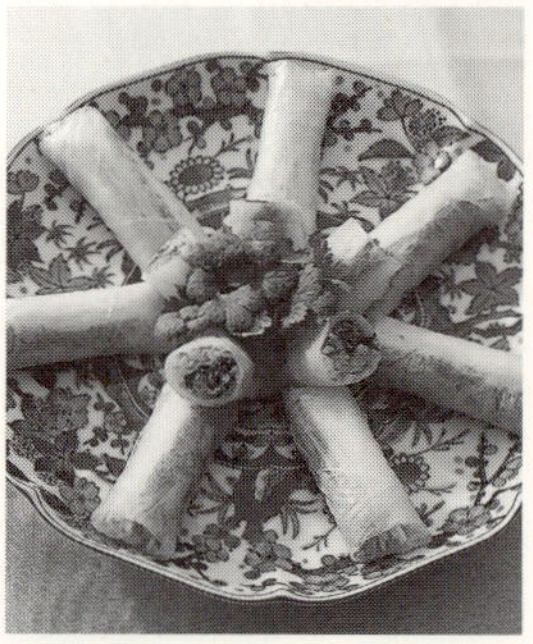

◉香りの野菜の生春巻き
[材料／4人分]
ライスペーパー…………8枚
青じそ…………………………6枚
新しょうが……………………20g
ねぎ……………………………12㎝
セロリ…………………………1本
にんじん………………………30g
みょうが………………………1個
豆鼓《とうち》……………………大さじ2
A 豚ひき肉……………100g
　ねぎみじん切り‥10㎝分
　しょうがみじん切り……
　……………………………少量
サラダ油……………大さじ1
B 八丁味噌………………30g
　みりん・酒…各大さじ1
　砂糖………………小さじ1
　七味唐辛子…………少量
陳皮《ちんぴ》みじん切り………少量
練り梅…………………………少量

[作り方]
❶豆鼓味噌を作る。豆鼓を刻んでサラダ油で炒め、Aを加え、さらに炒める。
❷Bを混ぜて①に加え、少し煮詰める。陳皮を加え火を止める。
❸生春巻きを作る。野菜は、すべてせん切りにする。
❹ライスペーパーに霧を吹き、やわらかくして広げる。野菜を手前に細長く並べ、豆鼓味噌、練り梅を加えて春巻きのように巻く。

[ポイント]
しそ、しょうが、ねぎにはからだを温めて気の巡りをよくし、発汗させる作用や解毒作用がある。

あずきとはと麦のぜんざい風

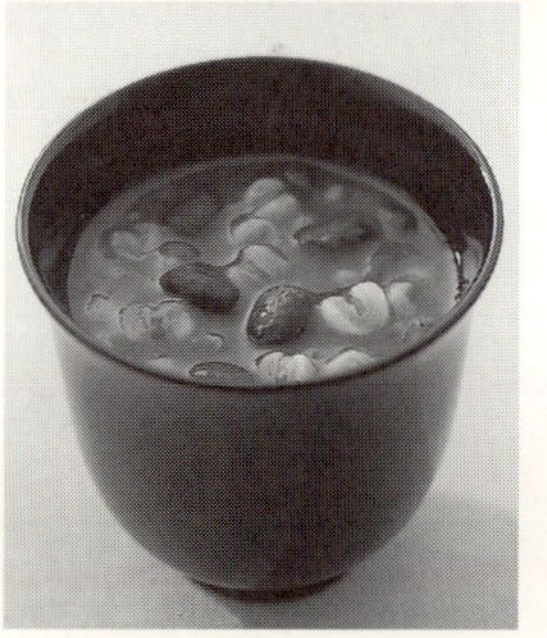

[作り方]
❶あずきとはと麦は6時間以上水に浸しておく。汁はとっておく。
❷①に水を足し、あずきとはと麦の5～6倍量にして火にかける。ゆでこぼさずにアクだけとり、やわらかく煮る。途中、水分が足りなくなったら水を加える。
❸やわらかくなったら砂糖を加え

好みの甘さにして、塩で味をととのえる。好みでシナモンやしょうが汁を加える。

[ポイント]

あずきもはと麦も胃腸の働きを整え、からだの中の湿を排泄する。あずきに含まれるサポニンに利尿効果があるといわれるのでゆでこぼさない。

茯苓《ぶくりょう》まんじゅう

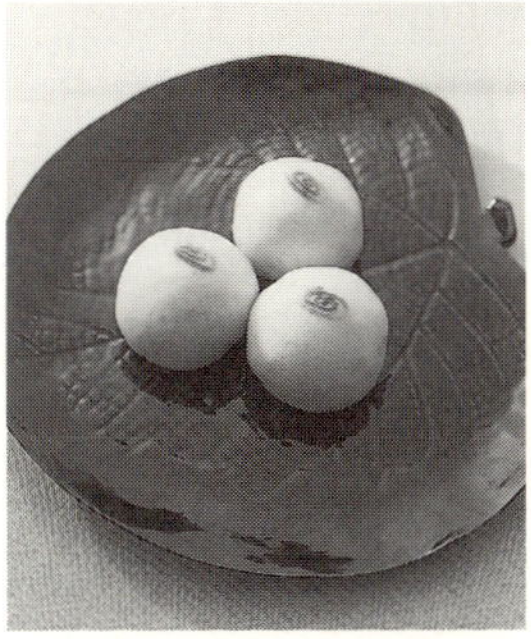

[作り方]

❶生地を作る。砂糖を水に溶かして砂糖水にする。Aを合わせてふるい、砂糖水を加え、さっくりと混ぜて生地にする。

❷なつめ甘煮はやわらかく煮て種をとり、好みの量の砂糖を加えて煮上げる。

❸手粉を使い、①の生地を2〜3回軽く折りたたむ。13個分に切り分ける。

❹あんを13等分し、中になつめを各1個入れて丸める。③の生地で包んで腰高にする。

❺表面の粉をハケで落とし、蒸し器に入れる。霧を吹いて布巾をかけ、ふたをして強火で1分蒸す。

❻好みの焼き印を押す。

[ポイント]

伏苓はサルノコシカケ科のマツホドの外層を除いた菌核。中国では粉末をお菓子に使う。胃腸の働きを整えて元気をつけ、利尿作用があるともいわれる。

しそと梅干しのお茶

[作り方]

❶青じそはせん切りにする。

❷急須に青じそと小梅を入れ、熱湯を注いで10分置いて飲む。

[ポイント]

かぜをひいたときの頭痛、痰がでるときにおすすめのお茶。

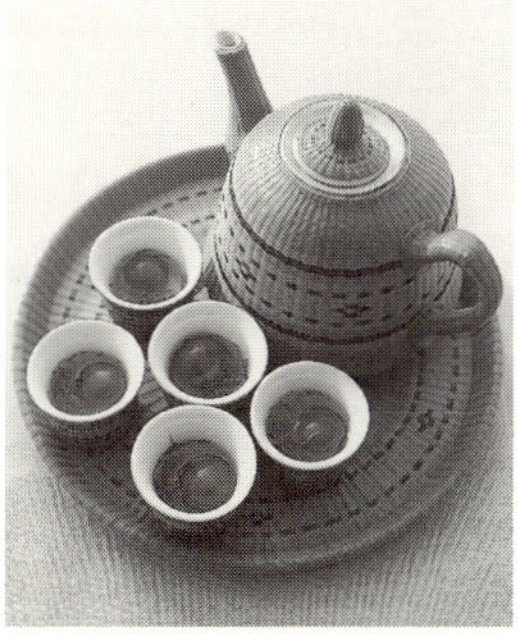

【プラスメニュー】

スズキの豆鼓あんかけ

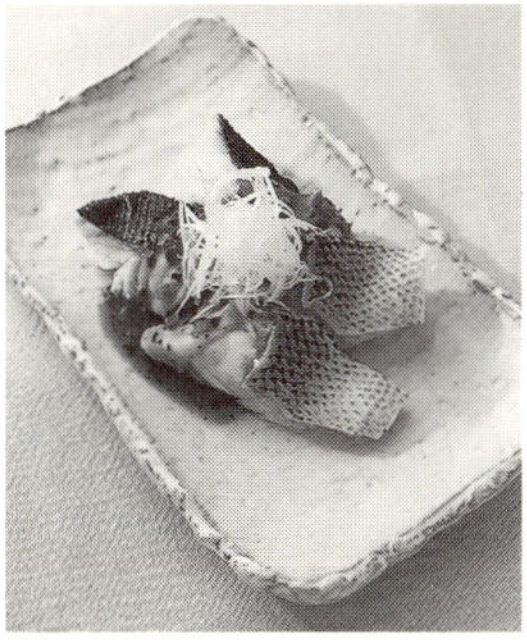

[作り方]

❶スズキは軽く酒、塩を振っておく。皿にスズキをのせて5〜6分蒸す。蒸し汁はとっておく。

❷豆鼓はみじん切りにし、ピーマンは1cm角に切る。ねぎは白髪ねぎにする。

❸蒸し汁と水で1カップのスープにする。鍋にサラダ油を熱し、豆鼓を炒めて香りを出す（火が強いと焦げるので注意）。ピーマンを入れて炒め、スープを加えて少し煮る。他の調味料も加えて一煮立ちさせ、水溶きかたくり粉でとろみをつける。

❹③を①のスズキにかけ、白髪ねぎを盛る。

[ポイント]

スズキは胃腸の働きを整え水分代謝をよくする。豆鼓は大豆を蒸して発酵加工したもの。軽い発汗作用があるといわれている。

◉あずきとはと麦のぜんざい風

[材料／4人分]

あずき……………………1カップ
はと麦………………1/2カップ
砂糖…………………好みの量
塩…………………………少量
好みでシナモン、しょうが汁など

◉茯苓《ぶくりょう》まんじゅう

[材料／13個分]

砂糖…………………………70g
水…………………………30cc
A 茯苓《ぶくりょう》粉…………………10g
A 薄力粉…………………90g
A ふくらし粉（イスパタ）…………………………2g
あずき甘あん……約300g
なつめ甘煮……………13個
砂糖…………………………適量
焼き印
手粉（薄力粉）…………適量

◉しそと梅干しのお茶

[材料／4人分]

青じそ…………………………5枚
小梅…………………………4個

◉スズキの豆鼓あんかけ

[材料／4人分]

スズキ……………………4切れ
酒・塩…………………各少量
ねぎ………………………1/2本
豆鼓《とうち》……………………大さじ2
青ピーマン…………1・1/2個
赤ピーマン………………1個
サラダ油……………大さじ1
しょうゆ………大さじ1・1/2
砂糖・カキ油……各大さじ1
水溶きかたくり粉……………大さじ2

夏の料理の作り方

10〜11ページ

苦瓜のひき肉詰めスープ

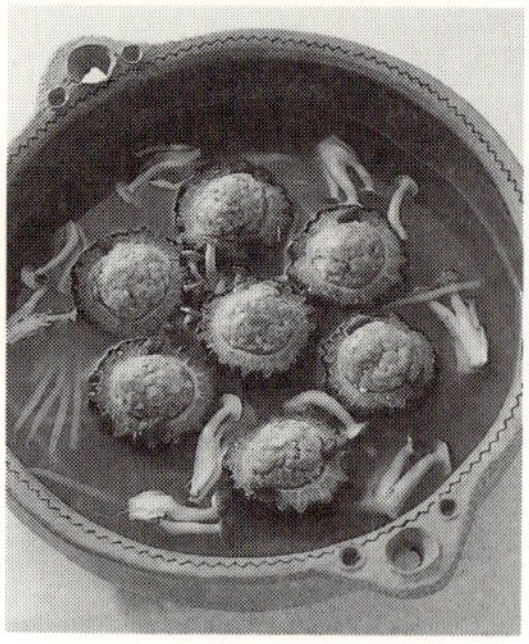

[作り方]

❶苦瓜は2cmの輪切りにしてワタを除き、さっと塩ゆでする。枸杞は水でもどす。Aはみじん切りにしてさらに細かく刻む。

❷豚ひき肉とAを混ぜ、Bを加えて粘りを出し、苦瓜に詰める。

❸浅鍋に②を並べ、スープ、小房に分けたしめじを加えて煮る。塩、酒などで味をととのえる。器に盛り、枸杞を散らす。

[ポイント]

苦瓜にはからだの余分な熱をとって乾かす作用があり、ビタミンCも豊富。豚肉はからだを潤し体力をつけるので夏ばて予防におすすめの薬膳。

ひや麦の肉味噌かけ

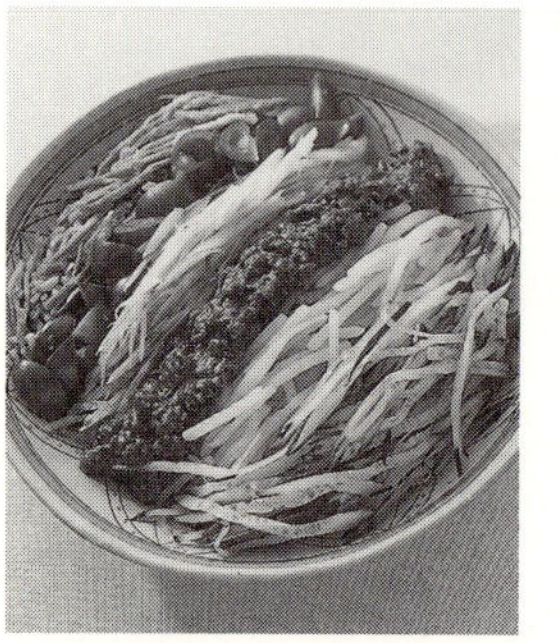

[作り方]

❶豚もも肉は、しょうゆ、酒で下味をつけ、フライパンで焼いて細切りにする。

❷Aはせん切りにし、もやしは下ゆでする。トマトは1cm角に切る。

❸肉味噌を作る。Bをよく混ぜ合わせる。鍋にサラダ油を熱してCを炒め、豚ひき肉を加えてさらに炒める。豚肉の色が変わったらBを加え煮詰める。

❹ひや麦は塩ゆでしてざるにあげ、冷水にさらし水気を切る。

❺ひや麦を器に盛って①②を彩りよく盛り合わせる。肉味噌をかける。

[ポイント]

小麦類にはからだの余分な熱をとり気を補って精神を安定させる働きがあり、豚肉には陰（血や津液）を補ってからだを潤す作用がある。ビタミンB1も多く夏ばて予防に。

なすとみょうがのずんだあえ

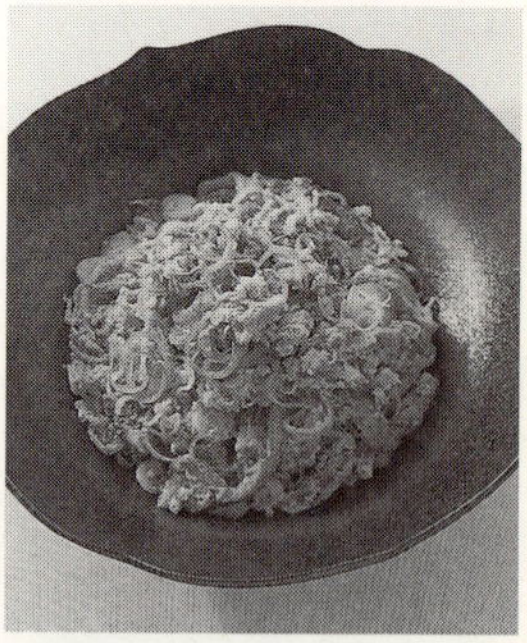

[作り方]

❶なすは皮に切れ目を入れて焼きなすにし、皮をむいて食べやすく切る。しょうゆを振りかける。

❷みょうがは表皮の赤い部分をせん切りにして、残りは小口切りにする。

❸えだまめはやわらかく塩ゆでしてうす皮も除き、すり鉢でする。少し粒が残るくらいになったらAを加えて混ぜ、①②をあえる。

[ポイント]

なすやみょうがにはからだの余分な熱をとって血液の循環をよくする作用があり、えだまめには良質のたんぱく質、レシチン、ビタミンE、B群、食物繊維が含まれている。

長芋とモロヘイヤのとろろ

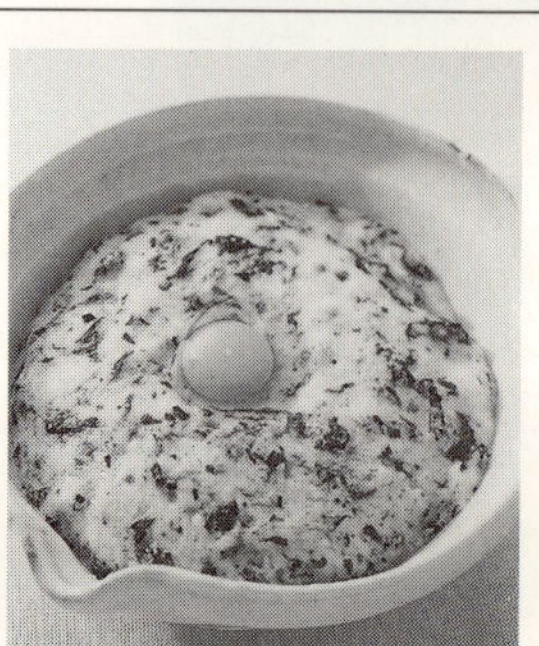

[作り方]

❶モロヘイヤは硬い部分を除き、塩ゆでして冷水にとる。軽く絞って包丁で細かくたたく。

❷長芋は皮をむき酢水につける。食べる直前にすりおろして①と混ぜる。

❸器に②を入れ、うずらの卵を割り入れる。

❹ねぎ、わさびなどを添える。食べるときにしょうゆやそばつゆなど好みのものをかける。

[ポイント]

長芋には消化酵素のアミラーゼや

◉苦瓜のひき肉詰めスープ

[材料／4人分]

苦瓜……………………中２本
豚ひき肉………………150g
A｛もやし………………1袋
　　長ねぎ………………5cm
　　しょうが……………少量
B｛かたくり粉……大さじ1
　　塩……………小さじ1/3
　　こしょう……………少量
酒……………………………少量
塩……………………………少量
しめじ………………………100g
鳥ガラスープ………3カップ
枸《く》杞《こ》……………………大さじ1

◉ひや麦の肉味噌かけ

[材料／4人分]

ひや麦(乾)…………300g
豚もも肉ソテー用……120g
しょうゆ……………大さじ1
酒……………………大さじ1
A｛きゅうり………1·1/2本
　　レタス……………1/2個
　　みょうが……………2個
緑豆もやし………………1袋
トマト……………………中１個
豚ひき肉………………150g
B｛赤味噌……………100g
　　桜味噌………………50g
　　だし汁……………300cc
C｛ねぎ・しょうがみじん切り
　　…………………各大さじ1
サラダ油…………大さじ2

◉なすとみょうがのずんだあえ

[材料／4人分]

なす…………………………2本
しょうゆ…………………少量
みょうが…………………2個
えだまめ…………正味150g
A｛砂糖…………………大さじ1
　　塩……………………小さじ1/5
　　だし汁………………大さじ1

◉長芋とモロヘイヤのとろろ

[材料／4人分]

長芋…………………………250g
モロヘイヤ……………100g
うずらの卵………………4個
そばつゆ・しょうゆ・ねぎのみじん切り・わさびなど
……………………好みで適量
酢……………………………適量

ムチンが多く、モロヘイヤにはビタミンA、B、B_2、C、ムチンが含まれる。夏のスタミナ増強におすすめ。

みずぼたん

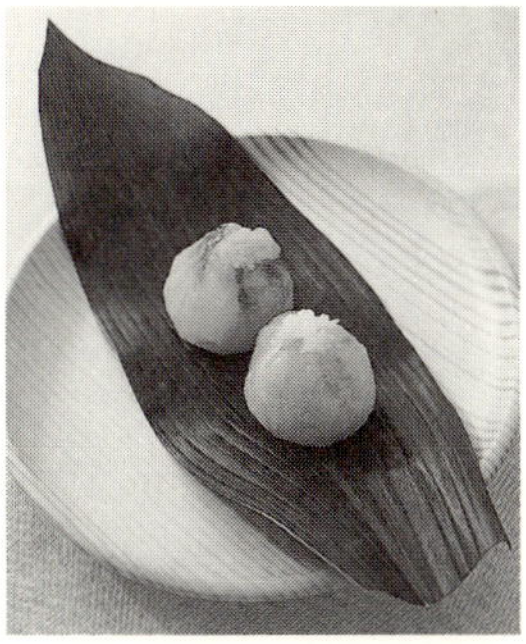

[作り方]

❶白並あんと砂糖を混ぜ、Aを合わせたものを少しずつ入れる。

❷上用粉を加え、さらに混ぜる。

❸鍋に移して中火で混ぜ、固まりはじめたらすぐ火からおろし、木べらで手早く混ぜてなめらかな生地にする。

❹緑豆あんを作る。緑豆は水に浸してもどし、やわらかく煮る。

❺もどした緑豆の70～100%の重量の砂糖を入れて煮立て、沸騰したらすぐに火を止め2時間置く。

❻ふたたび沸騰させ、煮汁と豆に分ける。煮汁だけを煮詰め、豆を入れて絡める。好みで水あめを全体の5%ほど入れる。

❼仕上げをする。カップにラップを敷き、スプーンで③を入れる。

❽梅肉あんと⑥は各10gのあん玉にし、一つずつ⑦にのせて口を輪ゴムで止める。水で冷やす。

❾固まったらラップをとり、シリコンペーパーを敷いた蒸し器に並べ、霧を吹いて6～7分蒸す。その状態のまま冷ます。ポリシートに包み、上部をひもで結んでも。

[ポイント]

緑豆はややからだを冷やしのどの渇きを止め、利尿する。

ハイビスカスティー

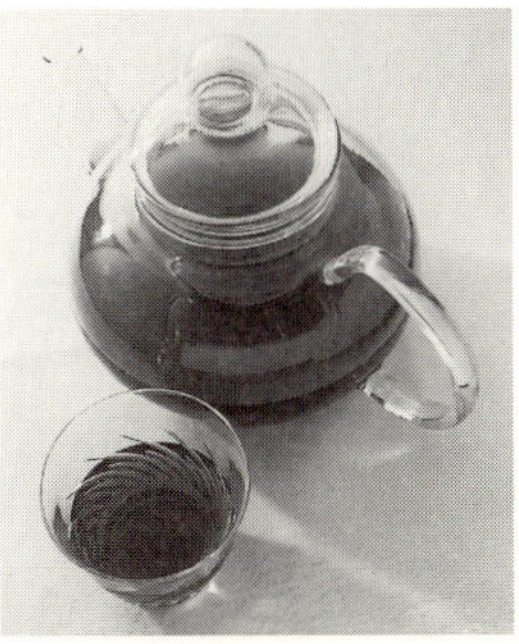

[作り方]

❶ハイビスカスと陳皮に熱湯600ccを加えて10分煮出す。好みではちみつを加える。

[ポイント]

ハイビスカスの花はからだを冷やし利尿する作用がある。ビタミンCが多く疲労回復にも。

トマトの豆腐詰め

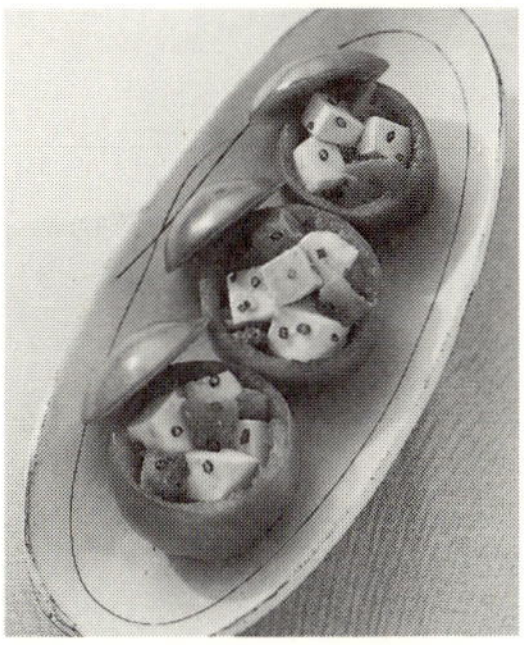

[作り方]

❶トマトは上部を切り中をくり抜く（中に詰めるため）。中身は適当に切る。

❷豆腐は大きめの角切り、万能ねぎは小口切りにする。にんにくはみじん切り。

❸植物油を熱し、にんにくを炒めてトマトの中身と豆腐を加える。コンソメを砕いて入れ、塩こしょうで味をととのえ、しょうが汁を入れる。豆腐が崩れないよう軽く混ぜる。

❹①のトマトに③を詰め、上に万能ねぎを散らす。とっておいたトマトの上部を飾る。

[ポイント]

トマトも豆腐も涼性でからだの熱をとり、喉の渇きをいやす。トマトの色素リコピンには抗がん作用がある。

【プラスメニュー】

はすと緑豆の茶がゆ

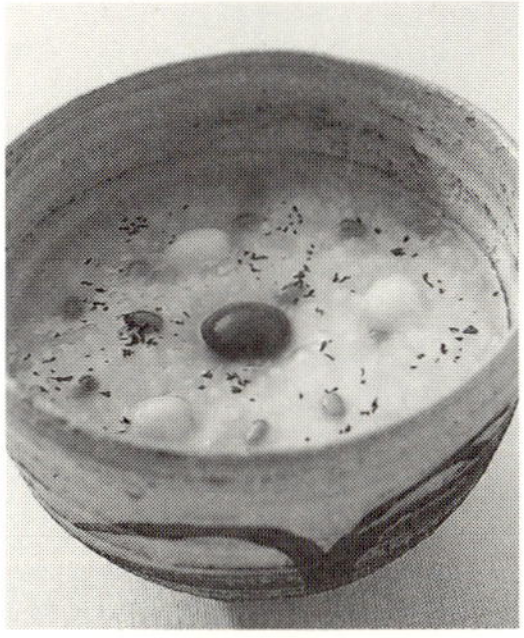

[作り方]

❶はすの実と緑豆は洗って、ひたひたの水にしばらく浸しておく。

❷分量の水を沸騰させ、緑豆、はすの実、米を入れる。表面を平らにし、ふたをして弱火で40分ほど炊く。

❸火を止めて茶葉を散らし、軽くかき混ぜて5分蒸らす。

❹器に盛り、小梅を飾る。

[ポイント]

はすの実にはビタミンB_1、B_6、ナイアシンが多い。お茶に含まれるカフェインや梅のクエン酸の相乗効果で夏ばてを予防し脳の働きを活性化する薬膳。

◉みずぼたん

[材料／約20個分]

A くず粉……………………50g
　水……………………………250cc
白並あん……………………100g
砂糖……………………………100g
上用粉…………………………23g
緑豆あん……………………100g
梅肉あん（白並あんに裏ごしした梅肉が入ったもの）
……………………………………100g
カップ（小）…………………20個
ラップ・輪ゴム・シリコンペーパー・ポリシート・ひも

◉ハイビスカスティー

[材料／4人分]

ハイビスカス……3～4個
陳皮《ちんぴ》……………………………3g
はちみつ…………………適量

◉トマトの豆腐詰め

[材料／4人分]

トマト（形のよいもの）……
……………………………中4個
絹ごし豆腐…………………1丁
にんにく………………………1片
万能ねぎ………………………2本
しょうが汁…………小さじ1
植物油………………小さじ2
コンソメ（固形）…………2個
塩…………………………小さじ1/2
こしょう……………………少量

◉はすと緑豆の茶がゆ

[材料／4人分]

米…………………………1カップ
はすの実……………………20個
緑豆…………………1/4カップ
茶葉……………小さじ1強
小梅…………………………8個
水……………………………8カップ

秋の料理の作り方

12～13ページ

吹き寄せご飯薬膳風

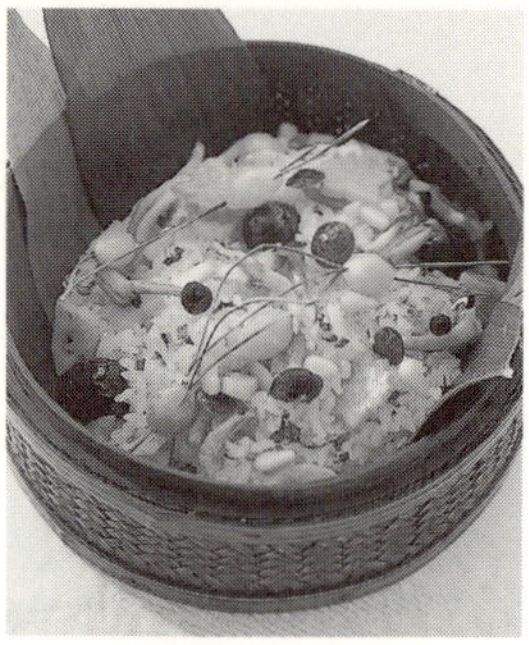

[作り方]

❶もち米は研いで水に浸す。米は研いで水を切る。30分置く。

❷Aのうち、蓮根は皮をむきうすいいちょう切りに。にんじんは8枚に輪切りして花型で抜く。しめじは半分の長さに切り、ほぐす。

❸①のもち米と米を混ぜてBを加え、Aをのせて炊く。器に盛りつけ、刻んだみつばを散らす。

[ポイント]

銀杏と松の実には肺を潤す作用があり、なつめは胃腸の働きを整え気を補う。おもてなしに。

豆乳と菊花の茶碗蒸し

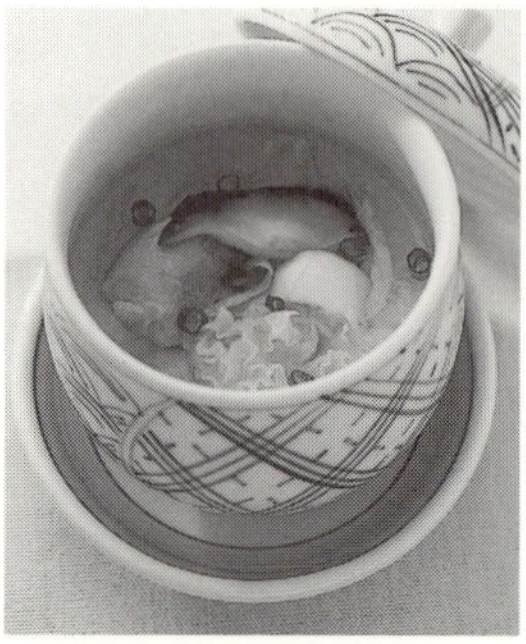

[作り方]

❶鶏肉は一口大に切り、酒、塩各少量を絡ませておく。百合根はばらして汚れをとる。白きくらげは湯でもどし、食べやすく切る。

❷Aを混ぜて卵液を作る。

❸ふたつきの器に①を入れ、②を6分目まで注ぐ。ふたをして、湯気の立った蒸し器で20分蒸す。

❹菊花は花びらだけをゆで、酢水をくぐらせて水気を切る。

❺Bを煮立て④と万能ねぎを入れる。水溶きかたくり粉でとろみをつけ、蒸し上がった③にかける。

[ポイント]

豆乳には肺を潤し痰を切る作用があり、鶏卵には陰（血と津液）を補ってからだを潤す作用がある。

梨と大根のはちみつあわせ

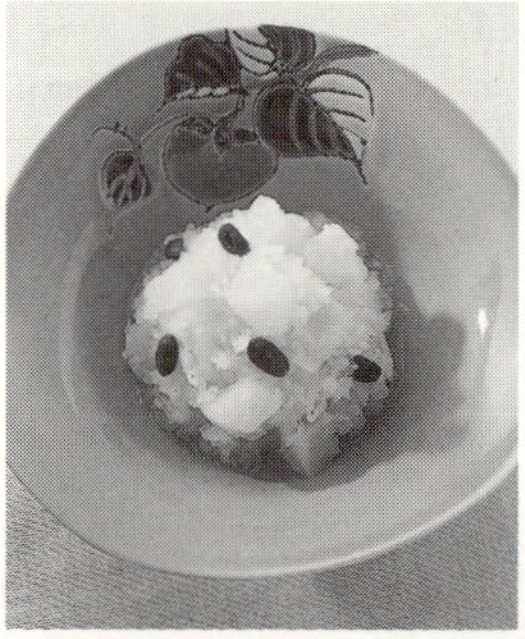

[作り方]

❶梨は皮と種を除き2㎝角に切る。皮をむいてすりおろした大根を混ぜ、はちみつを加える。

❷水でもどした枸杞を飾る。

[ポイント]

梨は肺を潤して痰や咳を止める作用があり、生の大根も痰をとる作用がある。ジュースにしても飲みやすい。

蓮根バーグのきのこソース

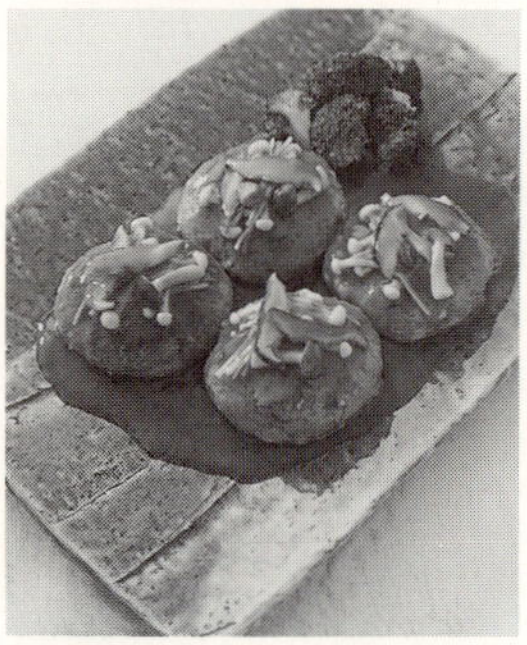

[作り方]

❶さんざにくは300ccの湯に20分浸し、15分煮る。煮汁ごとミキサーに軽くかけ、こす。汁を使う。

❷豆腐は水気を絞る。蓮根は粗くすりおろし、パン粉を加えて混ぜる。ねぎはみじん切りにする。

❸ボールに豚ひき肉を入れ、手でよくこねる。②としょうが汁を加えAを入れてさらによくこね、四等分してハンバーグの形にする。

❹Bのきのこ類は、それぞれ根の部分をとり、食べやすく切る。

❺鍋に植物油を熱し④を妙める。①を200cc入れCを加えて少し煮る。塩こしょうで味をととのえる。

❻フライパンに植物油を熱し、③のハンバーグの両面を焼く。

❼皿に盛り⑤をかける。ブロッコリーを塩ゆでして添える。

[ポイント]

さんざにくは血液の循環をよくするほか、動物性脂肪の分解を促進して降コレステロール作用があることが知られている。

ピーナツ焼きまんじゅう

[作り方]

❶生地を作る。Aを混ぜて湯せん

◉吹き寄せご飯薬膳風

[材料／4人分]

もち米……………………1カップ
米…………………………2カップ
A
　銀杏……………………12個
　松の実…………大さじ1
　なつめ…………………6個
　桜エビ…………………5g
　しめじ…………………100g
　蓮根・にんじん…各40g
みつば……………………3本
B
　だし汁…………3カップ
　酒………………大さじ1
　しょうゆ（薄口）……………大さじ1
　塩………………………少量

◉豆乳と菊花の茶碗蒸し

[材料／4人分]

鶏肉………………………100g
酒・塩……………………各少量
百合根……………………1/2個
白きくらげ………………5g
A
　卵………………………2個
　豆乳……………………200cc
　だし汁…………………100cc
　酒・みりん…各大さじ1
　塩…………………小さじ1/2
菊花………………………適量
万能ねぎ小口切り……少量
B
　だし汁…………………300cc
　しょうゆ（薄口）……少量
水溶きかたくり粉……………大さじ2
酢…………………………適量

◉梨と大根のはちみつあわせ

[材料／4人分]

梨…………………………1個
大根………………………200g
はちみつ……大さじ1～2
枸《く》杞《こ》…………………大さじ1

◉蓮根バーグのきのこソース

[材料／4人分]

豚ひき肉…………………240g
木綿豆腐…………………1/2丁
蓮根………………………80g
パン粉……………大さじ3
ねぎ………………………1/2本
しょうが汁………………少量
さんざにく………………20g
A
　酒………………………少量
　塩・こしょう……各少量
B
　しめじ………1/2パック
　エノキ…………………1/2袋
　しいたけ………………4枚
C
　トマトソース…大さじ2
　カキ油…………大さじ2
　酒………………大さじ1
植物油……………………適量
ブロッコリー……………1/2株
塩・こしょう……………適量

郵便はがき

料金受取人払

麹町局承認

2409

差出有効期間
平成16年9月
9日まで

102-8790

109

東京都千代田区九段南二—五—十
久我ビル一F

全国学校給食協会

編集部 行

本書をご購入いただきましてありがとうございます。今後の出版企画の参考にさせていただきますので，ご記入のうえご投函くださいますようお願い申し上げます。

お名前	(男・女) (　　歳)
ご住所	
お電話	☎　　　　(　　　　)
メール アドレス	
ご職業	1 学校栄養職員　2 教員　3 公務員　4 研究者 5 自由業　6 学生　7 その他 (　　　　　　)
勤務先・ 所属	

日本人だから、和の薬膳。

愛読者カード

A　薬膳を作ったことはありますか？
1 よく作っている　2 ときどき作る　3 今回が初めて

B　この本の発売を知ったのは？
1 書店で実物を見て　2 人にすすめられて
3 新聞・雑誌を見て（　　　　　　　　　　　　　　　　　）
4 その他（　　　　　　　　　　　　　　　　　　　　　　）

C　この本をどこでお求めになりましたか？
1 書店など（店名　　　　　　　　　　　　　　　　　　　）
2 本協会より直接　3 講演会　4 展示即売会
5 その他（　　　　　　　　　　　　　　　　　　　　　　）

D　この本を買った動機は？（いくつでも）
1 表紙がよかった　2 写真がよかった　3 おいしそうだった
4 体質改善・健康に　5 薬膳を作りたかった
6 健康によいおやつ・デザートがあった　7 食物の作用がのっている
8 薬膳の説明がわかりやすい
9 その他（　　　　　　　　　　　　　　　　　　　　　　）

E　月刊「学校給食」で土橋よみ子先生の連載「中医栄養学・薬膳」を読んだことはありますか？
1 毎月読んでいる　2 ときどき読んでいる　3 月刊誌を購読していない

F　今後読みたい料理の本は何ですか？
1 おやつ　2 親子クッキング　3 子どもが喜ぶ野菜料理
4 郷土料理　5 行事食　6 和食
7 その他（　　　　　　　　　　　　　　　　　　　　　　）

G　料理を教わってみたい先生はいますか？
（　　　　　　　　　　　　　　）先生

H　この本へのご意見をお聞かせください。

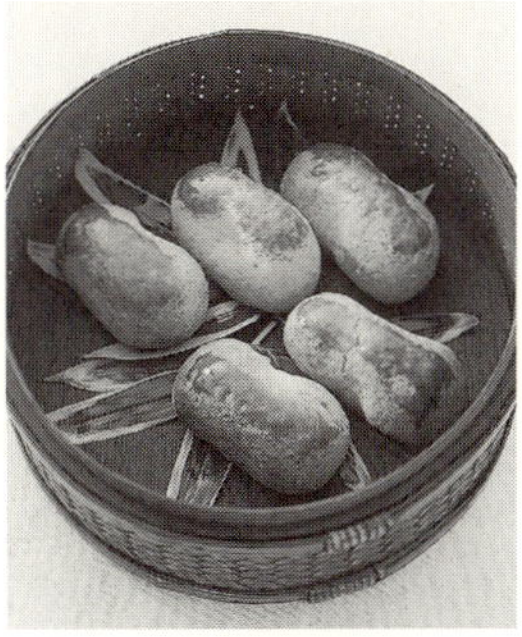

にかける。人肌の温度に保ち、砂糖が溶けたら冷水で冷やす。

②Bを混ぜ、①に入れる。

③ピーナッツをフードプロセッサーにかけ、粗めの粉にして②に加える。薄力粉を入れ混ぜる。

④あんを作る。Cの枸杞を水でもどして水気をよくふきとり、あずき並あん、はちみつを混ぜる。個数分に分けて、あん玉にする。

⑤仕上げをする。手粉で生地を2〜3回軽く折りたたむ。

⑥生地を切り分けて、あん玉を包あんする。俵形にして中ほどをつまみ、ピーナツ形にする。表面の粉をハケで落とし、霧を吹く。

⑦Dの卵黄を茶こしでこす。みりんと混ぜる。

⑧⑥が乾いたら⑦をていねいにハケぬりする。170度のオーブンで、13分焼く。

[ポイント]

ピーナツ（落花生）とはちみつには肺と腸を潤して通便を促す作用がある。

さつまいもと豚ひき肉の揚げだんご

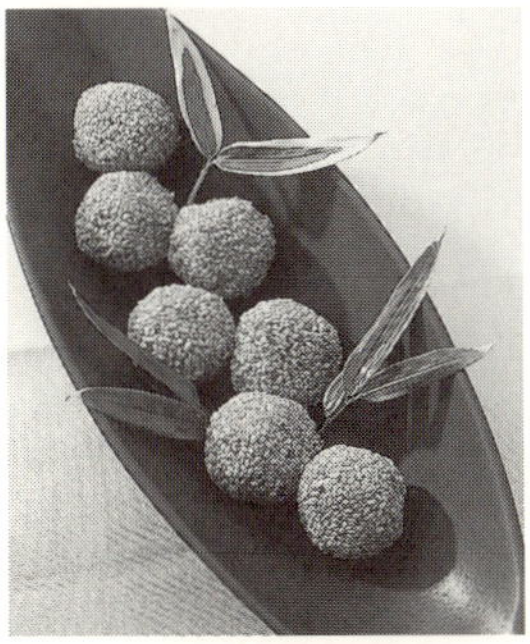

[作り方]

①さつまいもをゆで、マッシュポテトにする。白味噌を加える。

②白きくらげは水でもどして石づきをとり細かく刻む。しいたけ、たまねぎはみじん切り。

③豚ひき肉と②を炒め、火が通ったら塩で調味する。

④①③を混ぜ、3㎝ほどのだんごを作り、小麦粉、とき卵、白ごまの順に衣をつけ、160度の油で揚げる。

[ポイント]

豚肉、白きくらげ、ごまは陰を補って肌をしっとりさせる。

【プラスメニュー】

飛《ひ》龍《りょう》頭《ず》

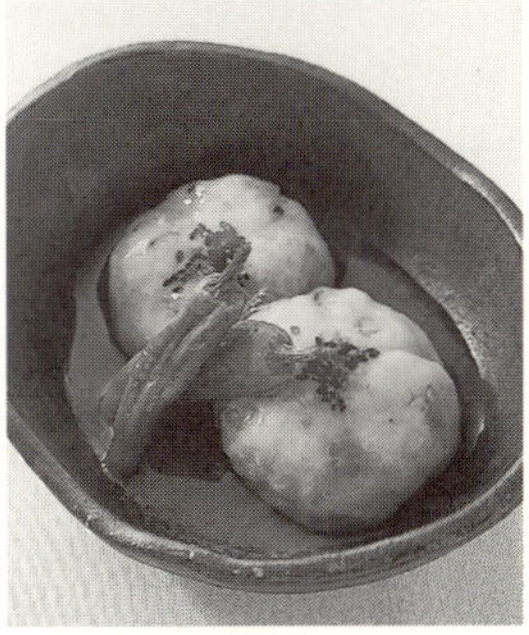

[作り方]

①木綿豆腐は十分水切りする。

②しいたけは下ゆでしてせん切りにする。貝柱は軽くゆで、四つ切り。にんじんはせん切りにする。

③①をすり鉢でする。山芋とAを加えよく混ぜ、四等分にする。

④松の実と②を混ぜたものを、③を皮にして包み、形を整える。

⑤中央に黒ごまを丸くつける。油を熱し、色がこんがりつくまで揚げる。しし唐は包丁で切れ目を入れて素揚げする。

⑥Bを合わせ、一煮立ちさせる。

⑦器に⑤を盛り、しし唐を添えて⑥の天つゆを張る。

[ポイント]

豆腐は、胃腸の働きを整えて水分代謝をよくし、肌を潤す。ホタテは陰を補いスタミナをつける。

ココナツ杏仁ミルク

[作り方]

①杏仁は湯に浸してからミキサーにかける。湯を足して200ccの杏仁水を作り、氷砂糖を溶かす。

②白きくらげは水でもどし、石づきを除いてゆでて水を切る。

③牛乳にゼラチンを振り入れて煮溶かし、ココナツミルク、①②を加える。あら熱をとって器に注ぎ、冷蔵庫で冷やし固める。

④枸杞は湯でもどす。Aは食べやすく切り、レモン汁をかける。

⑤③の上に④を飾る。

[ポイント]

杏仁はあんずの成熟した種の仁を乾燥したもの。肺を潤し咳を止める作用がある。生薬なので杏仁霜で代用しても。

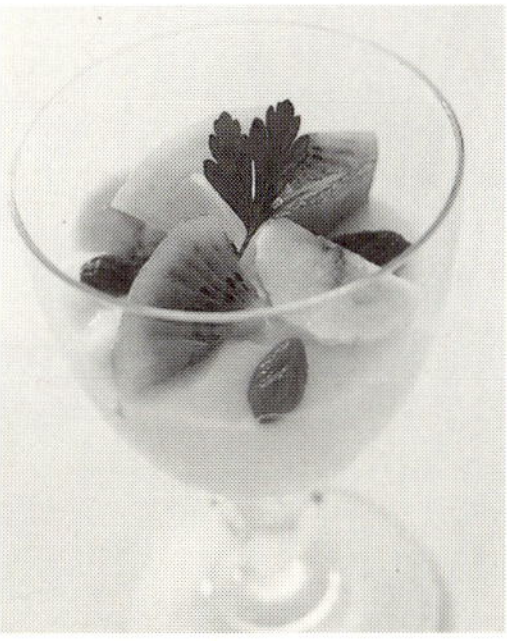

◉ピーナツ焼きまんじゅう

[材料／25個分]

A　とき卵……1個分
　　砂糖……100g
　　はちみつ……25g
B　重曹・水…各小さじ1/2
　　白並あん……50g
　　ピーナツオイル……30g
無塩ピーナツ……100g
薄力粉……150g
C　あずき並あん……500g
　　はちみつ……15g
　　枸《く》杞《こ》……適量
D　卵黄……1個分
　　みりん……少量
手粉（薄力粉）……適量

◉さつまいもと豚ひき肉の揚げだんご

[材料／4人分]

さつまいも……180g
豚ひき肉……100g
たまねぎ……50g
しいたけ……2枚
白きくらげ……3g
白味噌……大さじ2/3
塩……小さじ1/2
小麦粉……適量
とき卵……1個分
白ごま……適量
揚げ油……適量

◉飛龍頭

[材料／4人分]

木綿豆腐……1・1/2丁
ホタテ貝柱……4個
松の実……10g
にんじん……30g
しいたけ……2枚
山芋すりおろし…大さじ2
A　卵……1/2個分
　　塩……小さじ1/4
　　砂糖……小さじ1
しし唐……8本
黒ごま……少量
揚げ油……適量
B　だし汁……1・1/2カップ
　　しょうゆ……1/4カップ
　　みりん……1/4カップ

◉ココナツ杏仁ミルク

[材料／4人分]

白きくらげ……5g
杏仁《きょうにん》……30g
氷砂糖……40g
ココナツミルク……100g
牛乳……1/2カップ
ゼラチン……5g
A　バナナ……1本
　　キウイフルーツ……1個
枸《く》杞《こ》……大さじ1
レモン汁……小さじ1

冬の料理の作り方

14〜15ページ

マトンのしゃぶしゃぶ

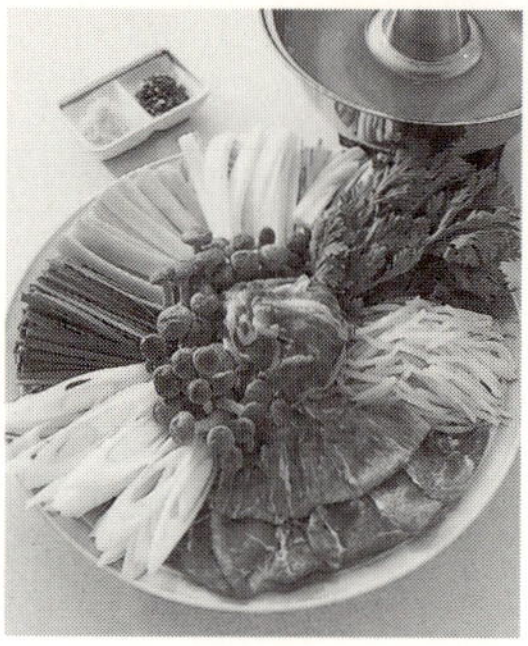

[作り方]

❶Aで昆布だしを作る。分量の水に昆布を浸して約1時間置く。

❷鍋に酒を入れて煮切り、①を加え火にかける。10分沸騰させ、昆布を引き上げる。

❸白菜は食べやすい大きさに切り、にらは4〜5cm長さに切る。にんじんは短冊切りにし、しめじは小房に分け、もやしは根を除く。春菊は5cm長さに切り、ねぎは斜め切りにする。

❹鍋にごま油を熱し、Bを炒め、②の昆布だしを加えて煮立てスープを作る。

❺④を食卓に出す鍋に入れ、沸騰させて羊肉、豚肉、野菜の順に入れる。煮上がったら小鉢にとり、好みで白ごま、おろししょうが、万能ねぎ小口切り、ラー油などで食べる。

[ポイント]

羊肉は肉類の中で最もからだを温める作用が強く、にらもお腹を温め気の巡りをよくする。冷え性の人におすすめ。

エビの彩りおもてなし

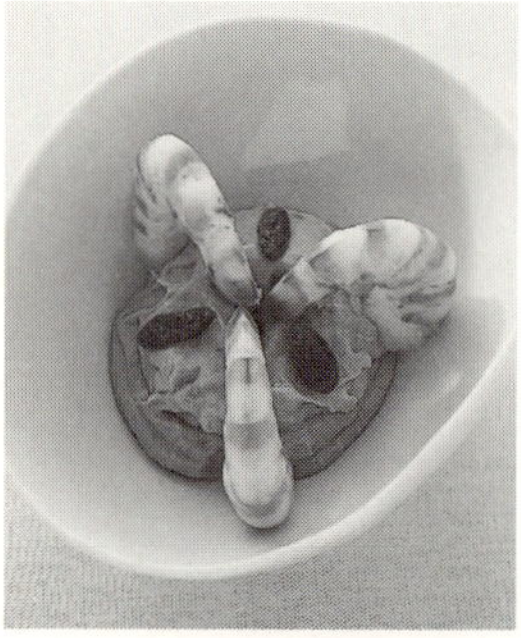

[作り方]

❶エビは殻と背ワタを除き、背にそって切れ目を入れる。油で炒め、塩こしょうする。

❷アボカドは皮と種をとってつぶし、Aを入れてよく混ぜ合わせる。

❸彩りよく盛りつける。

[ポイント]

エビはからだを温め腎の働きを強めてスタミナをつける。アボカドの脂肪は不飽和脂肪酸なのでコレステロールの心配はない。

天津栗ご飯

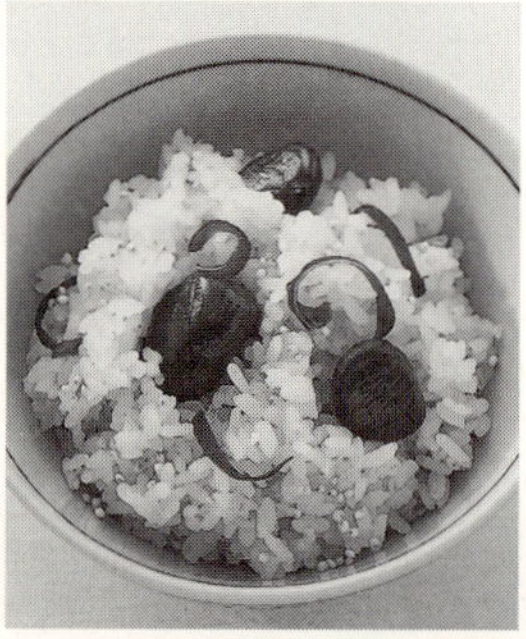

[作り方]

❶渋皮は残して栗の皮をむく。

❷米ともち米は合わせて研ぐ。黒きくらげは水でもどしてせん切りに。

❸米に栗を入れ、Aと水で米と栗の2割増しの水加減にする。その上に①と黒きくらげを加えて平らにして炊く。

[ポイント]

栗はからだを温めて気血の巡りをよくし、脳の老化を予防する。

かぶの南蛮漬け

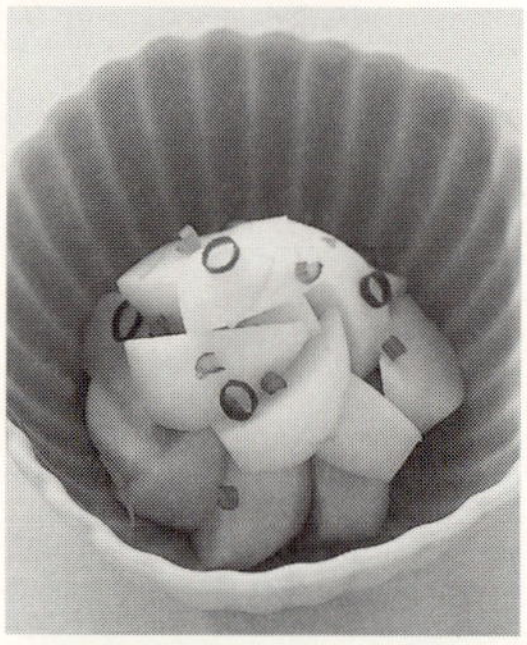

[作り方]

❶かぶは根と茎に分けてきれいにし、根は半月切り、茎は小口切りにする。熱湯をかけ、しんなりさせて水気をよく切る。

❷赤唐辛子は種を除き小口切りにし、Aと合わせて南蛮酢を作る。

❸②に①を漬けてしばらく置く。

❹器に盛り、ゆずの皮を飾る。

[ポイント]

かぶは胃腸を温め消化を促進する。酢、唐辛子、ゆずは気の巡りをよくする。

かるかんと黒豆きんとんのようかん

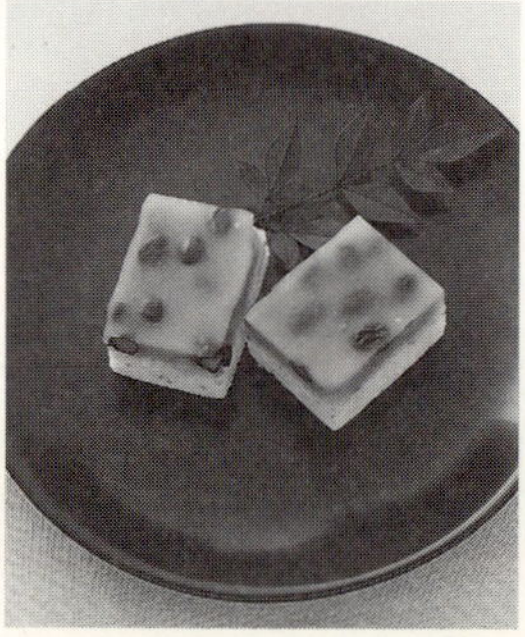

[作り方]

❶生地を作る。大和芋の皮をむいてすりおろし、砂糖を2〜3回に分けて入れ、すり鉢でする。

❷紅花をからいりし、少量の水に

◉マトンのしゃぶしゃぶ

[材料／4人分]

羊肉(しゃぶしゃぶ用)……300g
豚肉(しゃぶしゃぶ用)……200g
白菜……………………1/4個
にら……………………1束
にんじん………………1/2本
しめじ…………………1パック
もやし…………………1袋
春菊……………………1束
ねぎ……………………1・1/2本
A 昆布……………………20g
　酒……………………2カップ
　水……………………8カップ
B ねぎ・しょうが・にんにくみじん切り…各大さじ1
白ごま・おろししょうが・万能ねぎ・ラー油…各適量
ごま油…………………大さじ1

◉エビの彩りおもてなし

[材料／4人分]

エビ……………………8尾
アボカド………………1/2個
塩・こしょう…………各少量
枸杞……………………大さじ1
油………………………適量
A ヨーグルト……大さじ1
　マヨネーズ……小さじ1
　しょうゆ・わさび・レモン汁……各適量

◉天津栗ごはん

[材料／4人分]

天津甘栗………15〜20粒
米………………………2カップ
もち米…………………1/2カップ
もち粟…………………1/2カップ
黒きくらげ……………5g
A 酒……………………大さじ2
　塩……………………小さじ4/5
　しょうゆ……………小さじ2

◉かぶの南蛮漬け

[材料／4人分]

かぶ(根・茎)……4〜5個
A 酢……………………大さじ3
　砂糖…………………大さじ1
　塩……………………小さじ1/3
赤唐辛子………………1本
ゆずの皮せん切り……少量

浸し、色水と紅花に分けておく。
❸分量の水に②を加えて好みの色を作り、①に2〜3回に分けてホイッパーで混ぜる。上新粉とイスパタを加え、混ぜる。
❹ようかんを作る。黒豆の煮汁少量を加えた水に粉寒天を加えて熱し、沸騰したらグラニュー糖を入れる。白並あんを加えて煮上げ、Aを入れてあら熱をとる。
❺仕上げをする。流し缶の底にセパレート紙を敷き、③の生地を流し入れ、強火で20分蒸す。
❻②の紅花を⑤の表面に敷き、④を流し入れる。冷やして固まったら切り分ける。

[ポイント]

黒豆は腎の働きを助け水分代謝をよくすると同時に血の循環もよくする。レシチンを含み、脳を活性化させる。

陳皮茶

[作り方]

❶さんざにくと陳皮を2カップの水に10分浸す。10分ほど煮出す。

※陳皮の代わりに乾燥したみかんの皮でもよい。

[ポイント]

さんざにくには動物性脂肪を分解し、消化を促進する働きがある。陳皮も消化を助けるので肉料理のときにおすすめのお茶。

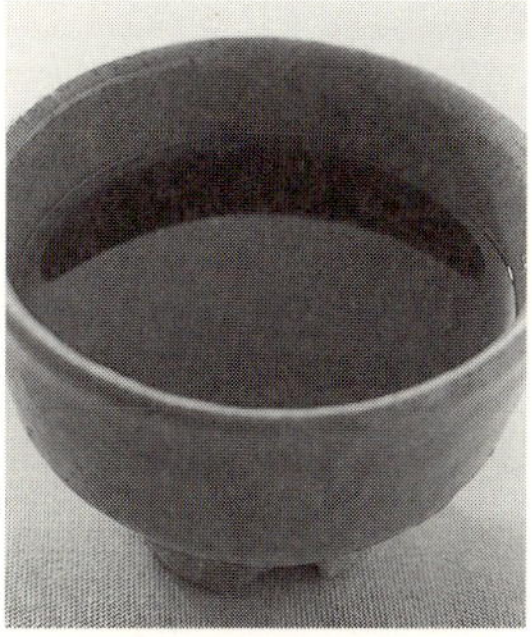

【プラスメニュー】

牛肉の薬膳ロール

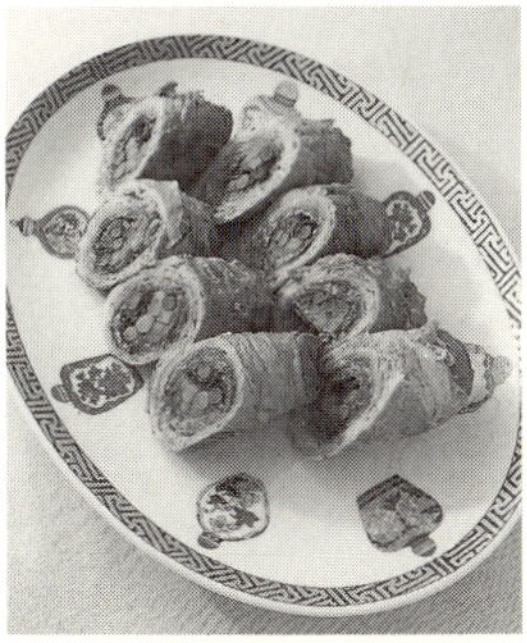

[作り方]

❶にんにくの芽は半分の長さに切り、ねぎとにんじんはせん切りにする。黒きくらげは湯でもどす。
❷豆鼓はみじん切りにしてAと練り合わせる。
❸牛肉は四等分にし、にんにくの芽の長さに合わせて四角く広げ、②をぬる。その上に①の具を並べて端から巻いていく。
❹フライパンに油を熱し、③の巻き終わりを焼いてから全体を焼く。
❺少しずつ転がして全体に軽い焦げ目をつけ、酒と水を加えてふたをし、中まで火が通るよう蒸し焼きにする。食べやすい大きさに切って盛りつける。

[ポイント]

牛肉には内臓の働きをよくして筋肉や骨を丈夫にする作用があり、にんにくの芽は気の巡りをよくしてからだの湿を除く作用がある。

鶏肉と根菜の力餅

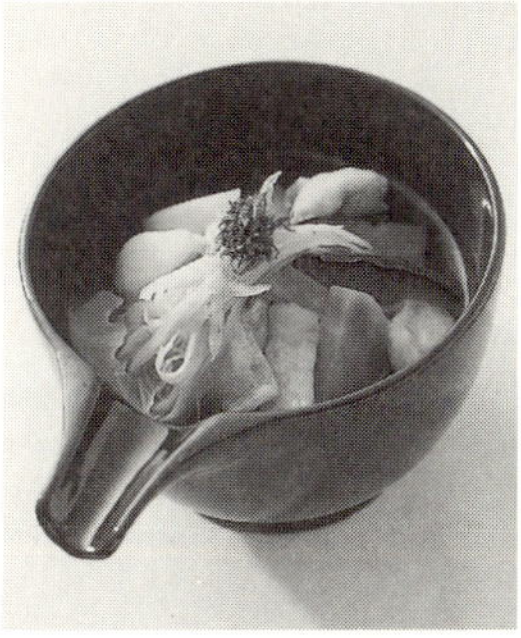

[作り方]

❶鶏肉は3cm角に切る。かぶは茎を2cmほど残して葉を切り、皮をむいて縦四等分にする。
❷しいたけは半分に切る。ごぼうは皮をこそげ落として大きめのささがきに。にんじんは皮をむいて半月切りにし、かぼちゃは種を除き食べやすい大きさに切る。油揚げは油抜きして短冊切りにする。
❸鍋にだし汁を入れ火にかける。鶏肉、ごぼう、にんじん、かぶの順に加えて煮る。アクをとって、酒、かぼちゃ、しいたけ、油揚げを入れて少し煮る。
❹野菜にほぼ火が通ったらAを加え、水溶きかたくり粉でうすくとろみをつける。
❺もちを焼いて器に2個入れ、その上に④を盛り、からいりした紅花を飾る。

[ポイント]

鶏肉、かぼちゃ、もちはからだを温め気を補う（補性）。反対に、ごぼうはからだの熱をとって利尿、通便する（瀉性）。補性の食材の中に瀉性の食材を入れると食後にからだが軽く感じられる。

◉かるかんと黒豆きんとんのようかん

[材料／15×15cm流し缶1台分]

大和芋……70g
砂糖……107g
水……約90cc
上新粉……100g
ふくらし粉（イスパタ）……1g
紅花《べにばな》……少量
水……少量
粉寒天……3g
黒豆の煮汁少量を加えた水……180cc
グラニュー糖……15g
白並あん……300g
A｛水あめ……15g
　 黒豆甘煮……約80g
流し缶（15×15cm）・セパレート紙

◉陳皮茶

[材料／2人分]

さんざにく……10g
陳皮《ちんぴ》……2g

◉牛肉の薬膳ロール

[材料／4人分]

牛肉（焼き肉用うす切り）……350g
にんにくの芽……6本
ねぎ……1/2本
黒きくらげ……4g
にんじん……1/2本
豆鼓《とうち》……大さじ1
A｛味噌……小さじ4
　 みりん・おろししょうが……各大さじ1
油・酒・水……各少量

◉鶏肉と根菜の力餅

[材料／4人分]

鶏肉……240g
かぶ……小4個
にんじん……60g
ごぼう……80g
かぼちゃ……正味180g
しいたけ……4枚
油揚げ……1/2枚
もち（1個50g）……8個
だし汁……4カップ
酒……適量
紅花《べにばな》……少量
A｛しょうゆ（薄口）……大さじ2
　 みりん……小さじ1
　 塩……少量
水溶きかたくり粉……大さじ2

日本人だから、和の薬膳。

●土橋よみ子

●土橋よみ子／どばしよみこ
宮城県出身。東京栄養専門学校卒業。
管理栄養士。小・中・高等学校の
栄養職員を経て
北京中医薬大学日本校を1999年に卒業。
国際中医師A級。国際薬膳師。
グループ・クリエーティブ食生活
（日本型薬膳を考える会）代表。
中国医学をベースにしながらも日本の
風土や食文化・現代栄養学を加味した
日本人向けの家庭薬膳を提唱。
講演会、テレビ出演、薬膳メニューの開発や
薬膳指導者の養成など、幅広く活躍。
月刊『学校給食』に
「中医栄養学・薬膳」を連載中、
新たな健康教育への指針となっている。

［制作スタッフ］
出版プロデュース――大橋禄郎
AD・デザイン――春名周作
スタイリング――明治恵子
校正――林　優子
編集部――溝渕ゑりか
料理撮影――松本祥孝
イラスト――殖田綾子

二〇〇二年九月一〇日発行
著者――土橋よみ子
発行者――細井壯一
発行所――全国学校給食協会
東京都千代田区九段南二―五―一〇　久我ビル一階
http://www.school-lunch.co.jp
電話――〇三（三二六二）〇八一四　FAX 〇三（三二六二）〇七一七
振替――00140-8-60732
印刷所――明和印刷株式会社
ISBN4-88132-042-4

［調理スタッフ］
堀　美佐子（国際薬膳師）
青木玲子（シニアーネット21
中野代表理事）

グループ・クリエーティブ食生活
（日本型薬膳を考える会）研究会員
川村恭子
川村とみ子
久崎良子
北川千恵子
土橋芳子
橋口裕子
増子雅子
森岡由美子
山田恵美子
山本寿子

撮影協力
原田由美子（フードコーディネーター）
熊代麻衣子（アシスタント）

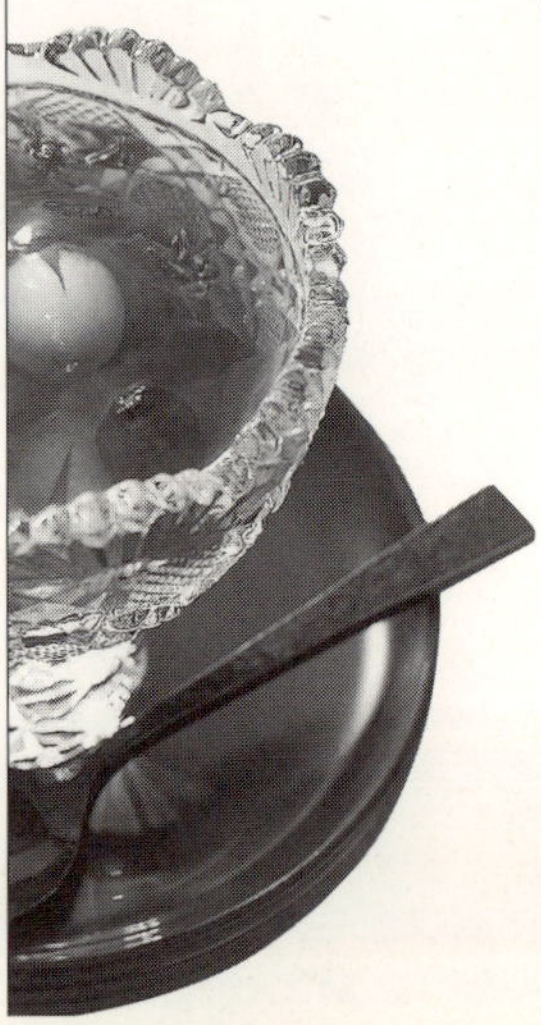